健康情報は8割疑え！

京大医学部のヘルスリテラシー教室

中山 健夫

はじめに

公衆衛生を専門とする医師である私は、京都大学大学院の「健康情報学分野」という教室で、健康や医療に関する情報とコミュニケーションを教えています。

近年、インターネットのおかげで、健康や医療に関するさまざまな情報が手軽に瞬時に入手できる時代になりました。パソコンやスマートフォンでキーワードを入力すれば、ありとあらゆる情報が検索結果として表示されます。「Wikipedia」に代表される百科事典のようなウェブサイトも増え、普段から好みに合わせて多くの方が利用していることでしょう。

日中の長時間にわたって放送されているテレビのワイドショーでは、健康に関するトピックは相変わらず人気のテーマの1つで、有名な先生方がコメンテーターとして出演しています。また、番組の合間にはスポンサー企業のコマーシャルで、人気タレントがさまざまな商品をすすめています。

さて、ここで1つお聞きします。**なぜあなたは健康や医療に関する「情報」を知りたいのですか？**「健康になりたいから」「病気を予防したいから」「病気になったときにどうしたらよいか知りたいから」……理由は人それぞれでしょう。

「情報理論の父」と呼ばれるクロード・シャノンは、「情報」は「（意思決定において）不確実性を減ずるものである」と言いました。

例えば、あなたが海にドライブに行く途中、左右に道が分かれていたとします。もし、カーナビも地図もなかったら、さて、どうしましょう？　間違ったほうを選んだら、大変な遠回りになってしまったり、見当違いの場所に向かってしまったりする可能性もあります。しかし、どちらの道がよいかわかりません。

このような、どちらがよいかわからない場合を、意思決定のうえで「不確実性が高い」状態にあるといいます。このとき、もし「右→○○海岸」のような道路標識さえあれば、「じゃあ右だ」と、曲がる方向を決めることができます。**意思決定をする際に不確実性を少しでも減らしてくれるもの、ひいてはゴールにたどり着く確率を高めてくれる手がかりとなるもの――それが、「情報」です。**

2020年1月に中国の武漢《ぶかん》市で検出された新型コロナウイルスは、まさに「燎原《りょうげん》の火」のごとく、瞬く間に世界に広がりました。そして、私たちは〝COVID-19〟と名付けられたこの感染症との闘いを余儀なくされてきました。未知なる感染症に対する社会の感情は本当にさまざまで、そのなかを膨大な情報が行き交っています。感染者数、予防法、クラスター対策、ＰＣＲ検査、緊急事態宣言、ワクチン……。それらの情報を知りたいと思っているかどうかにかかわらず、テレビや新聞、インターネット上からも発信され続け、その情報にＳＮＳでいろいろな人がコメントを上乗せしています。

世界保健機関（ＷＨＯ）は、「新型コロナウイルスの大流行により、大量の〝インフォデミック〟が発生した。それにより、**事実に基づいた情報とそうでない情報の区別が難しく、何を信じていいか、どんな対策をとるべきかがわからなくなってしまう**」と言っています（出典1）。インフォデミックとは、「information（情報）」と「epidemic（伝染病）」を組み合わせた造語で、情報の急激な拡散とそれによる社会への影響を意味します（出典2）。

今回の新型コロナウイルスのような、未知であったものに関する情報は、当初わからないことだらけ、つまり「不確実性」でいっぱいでした。**インフォデミックとはあまり嬉しくない言葉ですが、それでも言葉になったことで、私たちはこれまでよりも情報との付き合い方の問題に気づき、話せるようになりました。相手に対峙《たいじ》するためには、相手を認識し、知ることが第一歩です。**新型コロナウイルスは、私たちに情報との付き合い方を考え直す、厳しく大切な機会をくれたともいえるでしょう。

今回のパンデミックが収まっても、私たちが日々生きていくうえでは、無数の情報から何かを選び、何かをスルーし、大小さまざまな意思決定をしていくことになります。そこで本書は、皆さんが今の自分自身に必要な情報を見つけ出し、情報とうまく付き合っていくための道案内となる一冊を目指しました。

本書が読者の方々のよりよい意思決定に向けた一助となることを願い、序文とさせていただきます。

〈もくじ〉

第2章 メディア情報との付き合い方

第3章 選んだ情報から「白黒つける」 ——意思決定のポイント

＊本書の内容は、2021年8月10日時点のものです。

【STAFF】
カバーデザイン／小口 智也
本文デザイン・DTP／羽石 相
編集協力／用松 美穂・佐野 悦子
編集／斉木 千夏

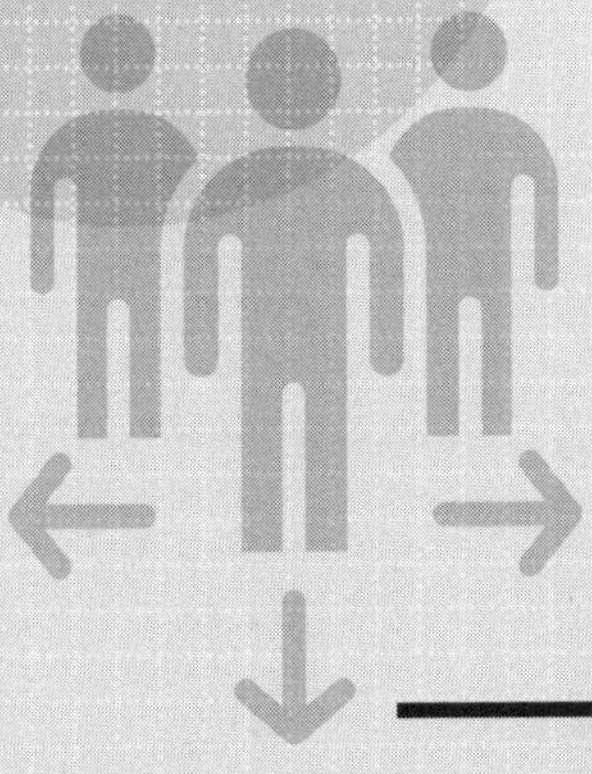

プロローグ

どの情報を選ぶかが、あなたの健康を左右する!?

「新型コロナはお湯で予防」？

新型コロナウイルスが国内でも流行し始めた２０２０年2月ごろ、日本では次のような情報が出回りました。

医療関係の知人によると、このウイルスは熱に弱く、26～27度のお湯を飲めば予防できるらしい。

当時は朝日新聞、読売新聞、毎日新聞をはじめとする新聞各紙や、BuzzFeed Japanなど多数のネットメディアでこの話題が取り上げられたので、覚えている人も多いでしょう。温度については「36～37度」など、違う設定のものもありましたが、共通しているのは「お湯を飲めば新型コロナウイルス感染症を予防できる」ということでした。もちろん、これは誤った情報で、人間に病気を引き起こすウイルスは、体温より低い温度では死滅しません。

にもかかわらず、最初はメールやコミュニケーションアプリを通じて、身近な知人の間で広がり、その後はＳＮＳや動画サイト、著名人のブログなど、世代や地域を問わずさまざまな形で、文字通りあっという間に拡散されました。今（２０２１年）、「新型コロナは26～27度のお湯で予防できます」というこの文章を読んで、「え？　そうなの？　誰かに教えなきゃ！」と考える人はいないでしょう。では、なぜ明らかにおかしなデマである「お湯で予防説」は短期間にそれほどに広まったのでしょうか？　いくつかその理由を考えてみましょう。

・一見、信頼できそうな情報源が記載されていた

実際の文章には、多様なパターンがありましたが、「医療関係の知人からの情報」「知り合いの看護師からの情報」「中国からの情報」「武漢《ぶかん》のコロナウイルス研究者によってわかったこと」などの一見、信頼できそうな情報源が記載されていました。

・（複数の）知人から送られてきた

ＳＮＳの投稿として広まる前に、顔見知りの間でやりとりするメールなどのツールで出回っていました。同じ主旨のメールが、いろいろなところから回ってきた人もいました。

・「拡散・転送希望」と書かれていた

「重要な情報だからあなたの知人にも知らせてください」といった言い方で、「拡散」「転送」を促す文言が書かれてありました。

当時はまだ、新型コロナに対する情報が少なかったころです。どんな情報でもいいから欲しいと思っていたところへ、流行の最前線で闘っている（と思われる）人たちによる最新情報が回ってきました。しかも、知人から送られてきているため、受け取った人は「みんなを守るために、早く多くの人に知らせなきゃ」という善意から転送してしまったとしても不思議ではありません。

今となっては（あまり笑えない）笑い話の1つかもしれませんが、あなたがこの文章を初めて受け取ったとき、本当に内容に疑問をもったでしょうか。よかれと思って、友人にその情報を伝えようという気持ちにならなかったでしょうか？

まず、私が皆さんにお伝えしたいのは、**健康・医療に関する情報を目の前にしたときには、「本当に信頼できる情報か？」と疑って立ち止まってほしい**ということです。例えばこのケースであれば、次のように考えてみましょう。

①出どころは確かか？

実在する人物・研究機関などから出された情報だと確認できますか？　「○○大学の～」「○○研究所の～」など、あたかも権威のある場所から発信された情報のようでも、鵜呑《うの》みにしてはいけません。それらが実在するかどうかは、インターネットで調べてみればすぐにわかります。

②友人・知人から来た＝信頼できる情報なのか？

友人・知人が信頼できる人物だからといって、その情報まで信頼できるとは限りません。その人への信頼と、情報への信頼は別物として考えましょう。

③拡散を強調していないか？

「拡散希望」と書かれているのは、いわゆるチェーンメールや「不幸の手紙」と同じで、人の不安な心に入り込みます。デマ（偽情報。96、102ページ参照）は、善意からであっても、安易な拡散によって世の中に余計な混乱を招きます。

ここでは、本書の入り口として明らかな偽情報を取り上げましたが、もちろん世の中の健康・医療情報はこのようなわかりやすいものばかりではありません。**明らかな嘘《うそ》や誤りではない、不確実な情報を扱う際の注意点は、これからお話ししていきたいと思います。**

健康食品を試したいと思ったとき

新型コロナに関するデマには惑わされなかったあなた、「脂肪の吸収を抑える」「血糖値の上昇を抑える」といったサプリメントを買ったことや、試したいと思ったことはありませんか？

そのようなサプリメントは「健康食品」の1つです。厚生労働省は健康食品について、「法律上の定義はなく、広く健康の保持増進に資する食品として販売・利用されるもの全般」としています（出典3）。特定の機能の表示などができる保健機能食品（「特定保健用食品（トクホ）」や「栄養機能食品」、「機能性表示食品」）も、そうでないものもありますが、いずれも健康になんらかのよい効果が「期待できる」とされている食品です。

厚生労働省の「国民生活基礎調査」（２０１９年）では、「健康と思っている」人（よい・まあよい・普通の合計）は約９割と、ほとんどの人が自分は「健康」と答えています（図1）。

その一方で、「サプリメントのような健康食品を摂取している者の割合」は、男性が約２割、

図1）健康意識の構成割合（6歳以上）

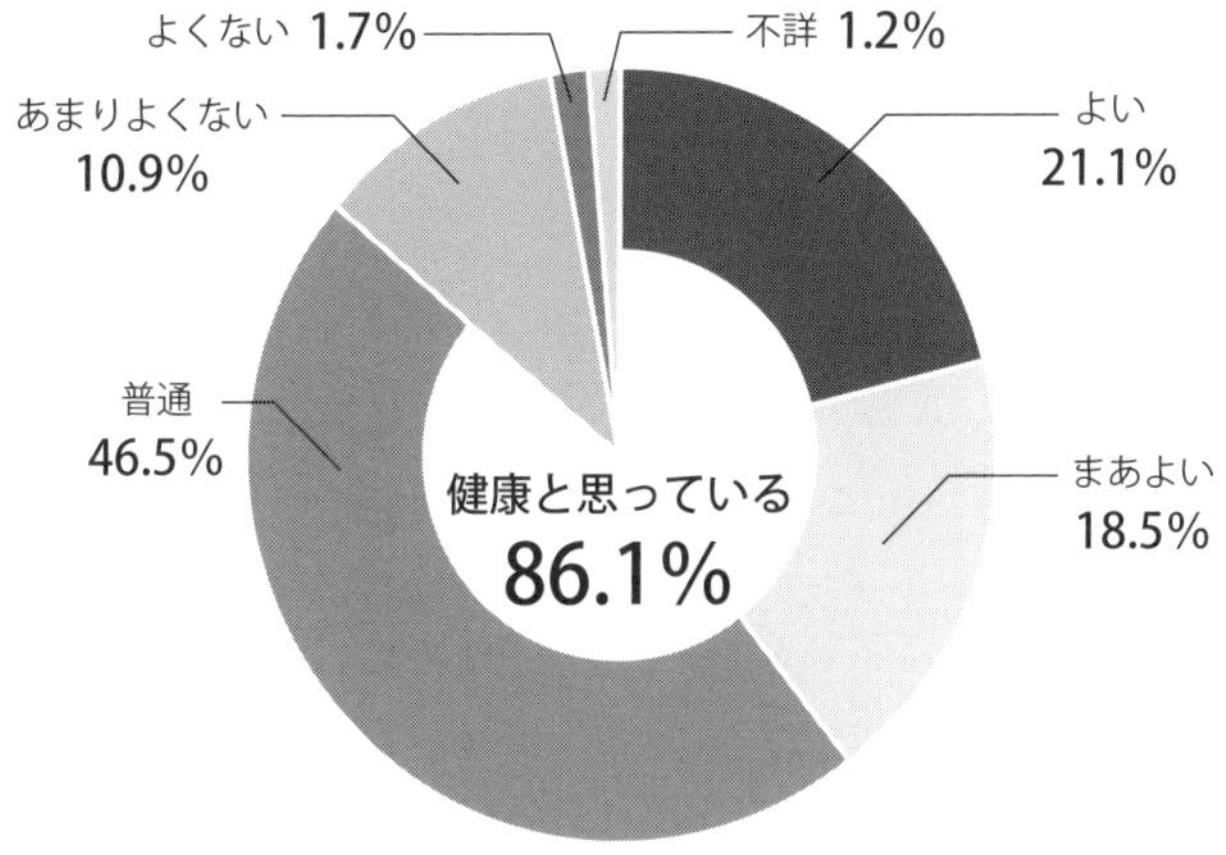

出典　厚生労働省「2019年国民生活基礎調査の概況」Ⅲ-表14より作成

図2）サプリメントのような健康食品を摂取している者の割合（6歳以上）

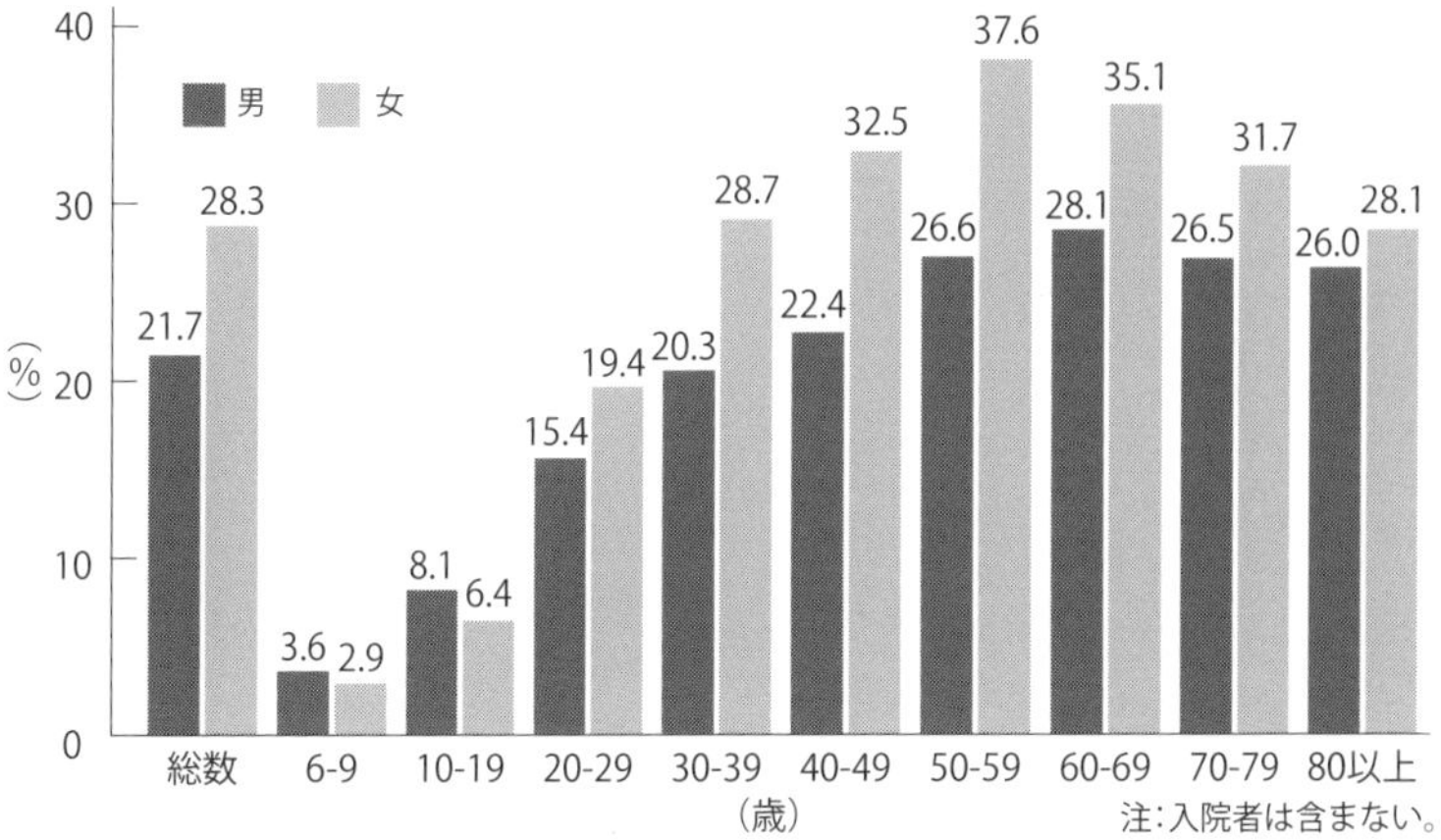

出典　厚生労働省「2019年国民生活基礎調査の概況」Ⅲ-図19より作成

女性が約3割です（図2）。この2つの結果からは、**自分は健康だと思っているにもかかわらず、なんらかの健康上の気がかりがあって、健康食品を購入している人、または自分の健康を保つために健康食品を必要としている人がいる**ということが考えられそうです。

健康上の大きな心配はなくても、中高年、また女性のなかには、ダイエットに気をつけているという人は多いでしょう。もしあなたがその一人で、減量がなかなかうまくいかずに悩んでいるとき、脂肪吸収抑制成分が入った新しいサプリメント「ヤーセル」の広告が目に留まったとしましょう。

「ヤーセル」を飲んだ100人にダイエット効果が!!
90日間で、なんと平均マイナス5kg！ ウエストは5cm減！
芸能人の◯◯さんもご愛用！（写真つき体験談）

2002年に、健康増進法において虚偽誇大広告禁止規定が定められたため、現在はこれほどの広告はありませんが、こう力強く言われると、確かにかなり気持ちを引っ張られそうです。食事の量を減らしてみたけれど、思ったような効果が得られず、少し弱気になっていたあなたが、「サプリメントならうまく痩せられるのでは？」と、つい期待したくな

るのは当然ですね。

でも、ちょっと思い出してください。先ほど、私は皆さんに、健康・医療に関する情報を目の前にしたときには、まず「本当に信頼できる情報か？」と疑って立ち止まりましょうと提案しました。この広告の情報は「信頼できる情報」なのか、考えてみましょう。

①「ヤーセル」を飲んだ100人にダイエット効果があったなら、すごい効果です。が、**これを飲んだという人は、そもそも何人いたのか**気になりませんか？

②**この芸能人はもともと、どのような体形だったのでしょうか？**

ビフォー・アフターの写真を見ると、あなたより相当体格のいい方ではありませんか？

同じ5kgでも、体重100kgの人と60kgの人では、かなり意味が違いますね。

③**痩せたというこの芸能人は、ほかのダイエット方法や運動療法を併用していたかもしれません。**このサプリメントを飲んでいる間は、普段より食生活や運動にも気をつけていて、その効果が上乗せされている、ということもありえます。

④そもそもこの芸能人は、**この商品を試して効果があったから、純粋に、嘘偽りない気持ちで皆さんにすすめているのでしょうか？**ちょっと怪しい気がしませんか？（注1）

このように、たった3行の広告であっても、疑わしい〝突っ込みどころ〟はたくさんあります。いろいろと疑ってみた結果、あなたが「疑わしいことが多いから、この商品は買わない」と思うのか、「実際に効果があった人もいるわけだから、一度だけ試してみよう！」と思うのか、それはあなた次第です。しかし、サプリメントはあなたの体の中に直接入れるもの。**効果がないだけでも払ったお金を損しますが、体に害が及ぶ可能性もありえます。**特にすでに何か決まった薬を飲んでいたら、その飲み合わせが問題になることもあります。サプリメントなどの健康食品に関する健康への悪影響は、さまざまな事例が報告されていますので、くれぐれもご注意ください（注2）。

注1　2012年、何人もの芸能人がオークションを好意的に紹介し、運営者から報酬を受け取っていた事件が発覚。日本でもステルス・マーケティング（俗に言う「ステマ」）という言葉が知られるきっかけとなりました。

注2　独立行政法人国民生活センターは、「摂取後に体調不良が生じたため解約を申し出たが拒否された。特に、消化器障害、皮膚障害、その他の症状に関する相談が目立ちます」（2020年11月6日一部略）と報告しています。やや専門的ですが、国立研究開発法人 医薬基盤・健康・栄養研究所の『「健康食品」の安全性・有効性情報（HF Net）』では、被害関連情報も含めて、多くの情報を提供しています（115ページ参照）。

健康・医療の情報は「質」が重要

ここまで、健康・医療に関する情報を目にしたとき、本当に信頼できる情報なのか、疑って立ち止まることが大切であるとお話ししてきました。

信頼できる情報かどうかを判断するのに必要な**正しい知識を得るには、「質の高い情報」を入手し蓄積することが重要**です。知識と情報の関係は、「らせん」のようなイメージです。

知識・情報・データの関係

「知識」と「情報」、そして「データ」について考えてみましょう。

あなたが健康診断で血圧を測ったら、上（最高血圧：収縮期血圧）が150mmHgで、下（最低血圧：拡張期血圧）が95 mmHgだったとします。この測定値の150mmHg／95 mmHgは「データ」で、単なる数値です。

このデータを意味のある「情報」にするには、まず、「高血圧の基準値」についての知識が必要です。また、1回血圧を測って数値が高かったといっても、健診会場に駆け込んできた直後だったり、かなり緊張気味だったりと、なんらかの理由で一時的に血圧が上がっている可能性もあり、即座に高血圧とは言えません。このような「血圧はちょっとしたことで上がったり下がったりする」という知識がないと、「今測って高かったから、自分は高血圧だ」と判断をして慌ててしまうかもしれません。

もし、「自分が何日か測っていた血圧のデータ」があったとして、それも「基準値を超えていた」ことがわかったら、「何かしたほうがよいかもしれない」という情報になります。情報は、得られたデータを知識によって解釈したものと言えます。そして、どう行動するか（すぐに通院するか、減塩するか、血圧を下げるといわれている食べ物をとるかなど）を決めるにも、高血圧に関する別の知識が必要となります。

このとき、「どこかでそう聞いた」「知人がそう言っていた」などの曖昧な情報による知識で判断すると、誤った行動をとってしまいがちです。さらに、「自分は医師に降圧薬をすすめられたけれど、薬はいやなので、評判のよいサプリメントを飲んだ。すると、血圧が下がった」という経験をすると、本当は偶然の範囲の血圧の変化でも、「このサプリメントは血圧によい」と、自信をもってその体験談を広めてしまうかもしれません。

私たちが「どうするのがよいのか、よくないのか」を判断し、なんらかの意思決定を行うには、データを正しく集め、そのデータを正しい知識で解釈し、適切な情報を手に入れる必要があります。また、適切な情報が蓄積され（さらに言えば、細切れではなく体系化され）れば、それは「知識」となり、データを解釈する際の手がかりになります。同じデータでも、一歩進んだ知識をもっていれば、今まで手にしていたレベルとは違う、より広くて深い情報を得ることができるでしょう。

「質の高い情報」とは

健康・医療情報において「質の高い情報」の大切な要件は、**なぜそう言えるのか、つまり根拠が明らかであること**です。さらに言えば、その根拠の「突っ込みどころ」はどの程度か――「○○と△△」の「因果関係」をどのくらい確実に言えるかが大切になります。

「突っ込みどころ」とは、例えば「喫煙本数が多いとがんになるリスクが高くなる」とか「このサプリメントは減量に有効」といったときに、その「喫煙本数とがん」や「サプリメントと減量」などの、「○○と△△」の因果関係をどのくらいしっかり示せる根拠なのか、ということです。「突っ込みどころが少ない」根拠であれば、因果関係を示せている＝「○○と△△」の関係は信じてもよさそうということです。反対に「突っ込みどころが多い」根拠は、因果関係を示せているとは言えない＝信じられそうにない、という具合です。

例えば、「役職が高い職員ほど心筋梗塞になりやすい」というデータがあるとします。役職が高い人は、責任の重い仕事をしていてストレスだらけの毎日を送っているだろうから、心筋梗塞になりやすいのも当然と考える人もいるでしょう。とすると、心筋梗塞を減らすためには、出世をさせなければよいのでしょうか？　データをそう解釈すれば、そのような情報になるでしょう。しかし本当のところは、役職が高い人は一般に年齢が高く、心筋梗塞は高齢の人ほど起こりやすいので、心筋梗塞の真の原因は「役職」ではなく「年齢」と言えるかもしれません。

このように、取り上げられている「○○と△△」の関係を表面だけで見れば一見正しそうでも、もう少しよく考えてみると、別の要因が隠れていて、データの解釈、得られる情報が変わってくることが往々にしてあります。本書の第1章で解説するような知識をもとに、いろいろな視点からそのような「突っ込みどころ」をチェックして、本当にそうだと言えそうな情報が「質の高い情報」となります。ただ、人間を対象とした健康や医療の話では「突っ込みどころゼロ」ということはまずないので、できるだけ突っ込みどころが少

図3）情報・知識・データの関係

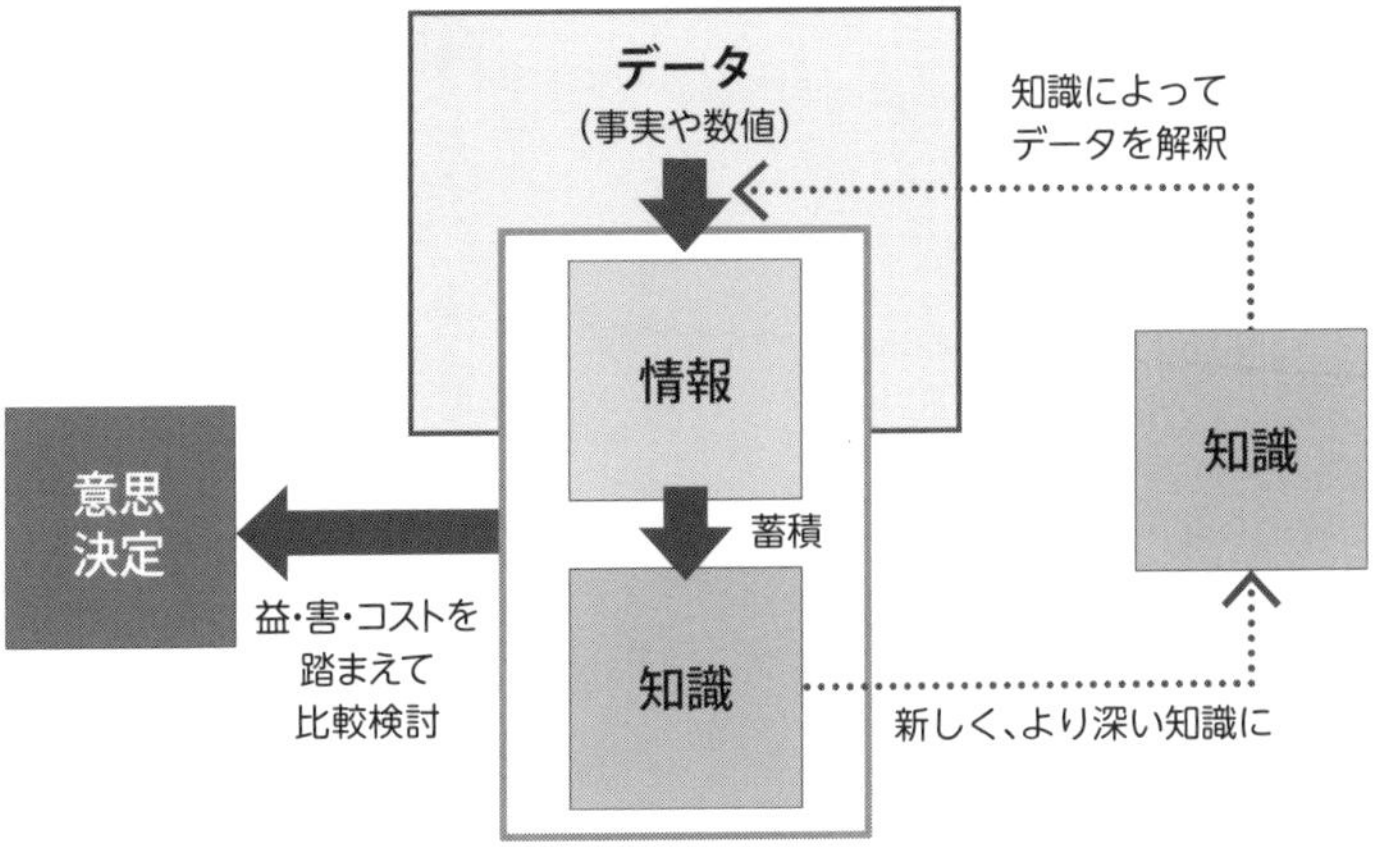

ない根拠を探すのが現実的です。反対に、突っ込みどころ満載であれば、何かの根拠とするには弱い、「質の低い情報」となります。

さらに「質の高い医療」とは、質の高い情報をもとに、個々の患者さんの特性や体験、事情などを含めた、いわば「血の通った情報」をもとに加味して行われるものです。例えば、病気に対する治療などの意思決定をする場合には、複数の方法を考えて、それぞれの「益（ベネフィット＝どんな効果があるか）」、「害（リスク＝どんな副作用や負担があるか）」、「コスト（治療費など）」も考えて比較し、最善と考えられる方法を選んで、慎重に実施することになります（図3）。もとは同じ情報でも、患者さんによって受け取り方は異なる、という問題は第3章で詳しく解説したいと思います。

健康情報を読み解き、活用するための「ヘルスリテラシー」を身につけよう

情報との付き合い方

前述の「質の高い情報」は限られているので、必要なものがなかなか手に入らないのが現状です。そこで、「質の高い情報」の整備がもっと進むことを願いつつ、今の私たちが健康・医療情報とどのように付き合っていけばよいか、その基本を考えてみましょう。

まずおすすめしたいのが、情報を大きく「有効性に関するもの」と「安全性（副作用）に関するもの」に分けて考えてみることです。

「有効性に関するもの」に関しては、「厳しめに」「保守的に（新しいものにすぐ飛びつかないように）**」見るようにします。**有効性をうたう、つまり何かが「効く」と言う場合には、その根拠は何か、どのような研究の結果なのか、突っ込みどころや落とし穴のチェックが必要です。そのため、**「効きます」という情報に対しては、常に眉に唾をつけてすぐには**

信じず、「本当？」と聞き直すことを習慣にするのがよいでしょう。「眉に唾」といっても、嘘と決めつけるのではなく、ひと呼吸おいて落とし穴がないかどうかを冷静に見て、石橋をたたいて渡る態度で臨むということです。

一方の**「安全性（副作用）に関するもの」については、対応が手遅れにならないように、「疑わしきは罰する」という態度も必要になります。**薬の副作用のリスクを示す研究は、有効性を示す研究よりも、突っ込みどころが多い研究になりがちなのです。発売当初は、非常に有効で安全とされた薬でも、広く使われてから重大な副作用が見つかることがあります。もちろん、薬をはじめとした医療行為は、治療効果（ベネフィット）と副作用（リスク）が表裏一体で、疑わしきを全部罰すると、世の中からほとんどの薬がなくなりかねません。

2021年8月現在、新型コロナワクチン接種後の死亡例がメディアで報道されています。しかし、接種後に起きた出来事すべての原因がワクチンであるとは限りません。ある薬と副作用（副反応）かもしれない症状の関係を調べるには、その症状が薬を飲んだ（注射した）後に生じたことを確認することが第一ですが、見極めるのは簡単ではないのです。例えば、薬を飲んだ後に頭痛が起こったとしても、その人は普段から頭痛があったのかもしれません。現れた症状が本当に薬による副作用なのかどうか慎重にデータを集め、判断していくしかないのです。その考え方については、第3章でお話しします。

薬の場合「疑わしきは罰する」判断をするのは実際には非常に難しいのですが、ご自身の使用中の薬に関する情報であれば注意深くチェックし、ぜひ早めに主治医や薬剤師とご相談ください。ワクチンを含め、薬と副作用の関係を科学的に明らかにしていくため、薬剤疫学《えきがく》を専門とする研究者が努力を続けています。

ヘルスリテラシーとは

皆さんは、「リテラシー」という言葉をご存知でしょうか。リテラシー（literacy）とは、基本的な「読み書き能力」のことで、「コンピュータリテラシー（コンピュータを使う能力）」や「メディアリテラシー（メディアを評価・識別する能力）」など、耳にする機会は多いと思います。「情報」を正しく読み解く能力は「情報リテラシー」といわれ、受け取る情報を鵜呑みにせず、本当に信じられる情報なのかを見抜き、意思決定につなげていく能力のことを指します。

世界保健機関（WHO）は、特に健康にかかわるリテラシーを「ヘルスリテラシー（health literacy）」とし、「認知や社会生活上のスキルを意味し、良好な健康の増進・維持に必要な情報にアクセスし、理解し、利用するための個人の意欲や能力」（出典4）と定義しています。

表1）ヘルスリテラシーが低いとどうなるか？

・予防サービス（マンモグラフィ検診、インフルエンザ予防接種など）を利用しない
・病気、治療、薬などの知識が少ない
・ラベルやメッセージが読み取れない
・医学的な問題の最初の兆候に気づきにくい
・長期間または慢性的な病気を管理しにくい
・保健医療専門職に自分の心配を伝えにくい
・慢性の病気のために入院しやすい
・救急サービスを利用しやすい
・職場でけがをしやすい
・死亡率が高い

出典　中山和弘、田口良子「ヘルスリテラシーとは」健康を決める力：ヘルスリテラシー
http://www.healthliteracy.jp/kenkou/post_20.html

ヘルスリテラシーには、次のような3段階があります。

①健康・医療に関する情報の「読み・書き・理解」の能力がある
②日常的なコミュニケーションのなかから情報を抽出して活用できる
③情報を活用して、自律的にものごとを決めることができる

情報を正しく読み解く能力を身につけ（①）、家族や知り合い、または医療者と話をしたり、メディアを利用したりして情報を集め（②）、最終的には、情報をもとに自分で考え、納得して行動を決める（③）。それがヘルスリテラシーで、欧米の研究では次のようなことが言われて

います（出典5）。

・ヘルスリテラシーが低いと、生活習慣などの自己管理能力が低く、医師や医療機関の指示や情報を正しく理解できない。それにより不利益を被りやすい（29ページの表1）。

ヘルスリテラシーが低いことは**健康を害するなどさまざまなよくない出来事の「リスク因子（悪影響を与える要素）」になる。**

・ヘルスリテラシーが高いと、健康的な行動習慣を確立して、他者のサポートを求めることができ、問題に対して自分で積極的に解決できることが多い。

ヘルスリテラシーが高いことは、**人間が生きていくための「資産（アセット）」となる。**

第1章では、ヘルスリテラシーを高める手がかりとして、情報の突っ込みどころや落とし穴をチェックするための具体的な注意点を「掟《おきて》」としてお話ししていきたいと思います。「掟」と言っても堅苦しいものではありません。映画『パイレーツ・オブ・カリビアン』で、主人公スパロウ船長がヒロインに「海賊の掟（code）とは、いつも守らなければいけない規則（rule）というより、心得（guideline）だ」と言う場面があります。本書の「掟」もぜひ、「心得」と思ってご覧いただければと思います。

とはいえ、人にはそれぞれの個性がありますから、情報との付き合い方も、性格や医療に対する考え方も違ってきます。読者の皆さんには、しっかり情報を探していろいろと考えて決める方、誰かが言っていたことをあまり悩まず受け入れる方……さまざまなタイプの方がいらっしゃることでしょう。32ページでは、タイプごとに適した読み方で本書を役立てていただけるよう、簡単な質問票を用意しましたので、参考にしてください。

COLUMN

本書の役立つ読み方 －あなたはどんなタイプ？

問

情報やものごとに接するとき、あるいは医療に対して、あなたはどのような接し方や判断をする人でしょうか？　次の10個の質問について、「はい」か「いいえ」に丸をつけてください。（八田太一ほか，医療に関する達成動機尺度の開発，Jpn J Psychosom Med,51:73-79,2011を参考に著者作成）

1	高く評価されている医療機関を選びたい	はい	いいえ
2	専門家の説明は自分なりに理解したい	いいえ	はい
3	他人と競争したら勝ちたい	はい	いいえ
4	周りを気にせず、自分の考えで決めたい	いいえ	はい
5	高度な医療を受けたい	はい	いいえ
6	自分にとって最善の意思決定をしたい	いいえ	はい
7	小さなことでも自分の希望をかなえたい	いいえ	はい
8	他人より優れていたい	はい	いいえ
9	なんでも納得して決めたい	いいえ	はい
10	他人より元気でいたい	はい	いいえ
	○の数	個 Ⓐ	個 Ⓑ

結果

Ⓐが多かった人

ほかの人の意見に左右されやすい負けず嫌いなタイプ

ほかの人の意見に左右されやすい傾向があるので、自分の考えをしっかりもつにはどうしたらよいかを考えながら読むことをおすすめします。

Ⓑが多かった人

自分の意見を大事にするマイペースなタイプ

自分の考えに固執してしまうことがあるので、ほかの人の意見に耳を貸すにはどうしたらよいかを考えながら読むことをおすすめします。

どちらも同じくらいだった人

ほかの人と自分の意見をバランスよく取り入れようとするタイプ

どちらも理解しようとして意思決定が難しい場合があるので、今の状況と情報を使う目的、そして自分にとって優先すべきものを考えながら読むことをおすすめします。

第1章

健康情報はここを疑え！

——情報を見極めるための8つの掟

掟①まず根拠を探せ！

「プリン体ゼロなら痛風発作が起こらない」？

「体によい」「病気に効く」の根拠は？

日ごろ、健康・医療情報の「体によい」とか「○○（何かしらの病気）に効く」というフレーズは、いやというほど耳にします。さて、その根拠は、どこにあるのでしょうか？

新しい医療分野や開発中の医薬品などがマスメディアで紹介されるとき、それが世の中で期待されているものであればあるほど、センセーショナルに取り上げられがちです。しかし、よく見てみると、動物実験では成功したけれど、人間での研究（臨床研究）はこれから、ということも少なくありません。

私たちが知りたいのはもちろん人間のことです（もっと言えば自分のことですが）。先進的な医学研究は多くの場合、初めに動物で効果を試すため、「動物実験で効果あり」というものはたくさんあります。しかし、それだけでは、人間に効くかどうかはわかりません。

もちろん、これまで治らないと言われてきた病気に対して、治療ができるかもしれないという一筋の光明と言うことで大々的に取り上げられるかもしれませんが、そういう「何かよさそうな雰囲気」に流されるのは危なっかしいことです。「期待のし過ぎ」は「過剰な失望」の元になります。

「正しい」と思っていること、その「根拠」は？

実は根拠がないのに、「常識だ」「正しい」と思っていることは結構あります。例えば、痛風になってしまった友だちから、「プリン体ゼロの発泡酒だったら、発作が起こらないんだよ」と言われたら、あなたはどう思いますか？

プリン体というのは、食物のいわゆるうまみ成分に多く含まれ、体内で最終的に尿酸になる物質です。尿酸は老廃物として血液中から腎臓を経て、その名の通り、主に尿中に排泄《はいせつ》されます。尿酸が血液中で増え過ぎた状態を高尿酸血症と呼び、血液に溶けきれなかった尿酸が結晶となって血管を傷つけたり、関節に炎症を引き起こしたりします。この関節の症状が「風が吹いただけで痛む」ような激しい痛みであることから、「痛風」と呼ばれています。

痛風を防ぐには尿酸の元となるプリン体を多く含む食品を控えるよう食事指導が行われることから、プリン体がやや悪者にされ過ぎている印象もあります。

「プリン体ゼロであれば、プリン体からつくられる血液中の尿酸値を上げない」ので、「高尿酸血症から痛風発作を起こすリスクを高めはしない」とは言えるかもしれません。しかし、血液中の尿酸値を上げる要因は、プリン体の摂取量だけではありません。アルコールには、尿からの尿酸排泄を抑えてしまう働きがあるため、アルコール自体の摂取が痛風にはよくありません。「プリン体ゼロの発泡酒なら、発作が起こらない」は、あちこちで目にする広告などの影響で、プリン体ゼロ＝体によい、という刷り込みがされて、そのイメージから判断した結果でしょう。日常生活のなかで、常識やイメージで「体によい」と思っているものについては、「本当かな？」といったん疑ってかかることが必要です。

新しく目にした情報はもちろん、これまで正しいと信じてきた情報でも、「根拠は？」と時々立ち止まって考えてみてください。その際には、次のページからお話しする、根拠の〝突っ込みどころ〟をチェックしていきましょう。

掟② 情報の偏りを見逃すな！
「私は名医」？

自分の患者さんに「名医」と言われても

多くの臨床医（患者さんの診療にあたる医師）は、自分がそこそこの名医であると自負しています。「自分の外来に来る患者さんは、皆『先生のおかげでよくなりました、先生は名医です』と言ってくれる」。そんな話は、臨床医からすると大きな励みです。

さて、この医師は本当に「名医」と言ってもよいのでしょうか。今は病院情報サイトで、患者さんから病院や医師への厳しめの情報発信も珍しくなくなりましたが、「よくならなかった患者さんは、何も言わずに転院している」かもしれません。臨床医が診《み》ている（臨床医に見えている）のは受診した患者さんの一部です。**外来に通い続けている患者さんだけの情報から、その医師が本当に誰にとっても名医かどうか**（もちろん、その患者さんにとっては名医である可能性も十分ありますが）、**さらに言うとその医師の治療法を評価することはでき**

ないのです。

これは「脱落（dropout）」という、情報を読み解く際の基本的な、そして最も大きな落とし穴の1つです。このように本当の姿とは違う、偏った結果や結論の原因となるものを、「バイアス」といいます。

バイアスは「あるもの」と覚悟して

「バイアス」とは、私の専門の疫学《えきがく》（人間の健康や病気の原因を明らかにして、その対策につなげる医学研究。注3）では「真の値から系統的に乖離《かいり》した結果を生じさせる、あらゆる段階での推論プロセス」とされています。簡単に言えば、**「真実をゆがませる情報の偏りや、それを生み出す考え方」**です。バイアスにはさまざまなものがありますが、次の3つが代表的です。

①情報（観察）バイアス…情報を集める際の偏り

病院で診察してくれた先生は親切で、いろいろと話を聞き、薬を処方してくれました。1週間後に再診すると、先生は笑顔で「この間の薬、いかがでしたか？」と尋ねてきました。実は、効果は今ひとつだったのですが、思わず「おかげさまで、いいような気がします」と答えてしまいました。――この例は、相手との関係をよくしたい人間的な心の動きから生じる追従《ついしょう》（おべっか）バイアス、あるいは機嫌取りバイアスと呼ばれるものです。

②選択バイアス…調査対象を選ぶ際の偏り

労働状況とストレスの関係を調べようと、ある会社の社員にアンケート調査をしたところ、長時間労働の人ほどストレスが少なくなっていたとします。長時間労働がストレスを減らしたわけではなく、体調を崩した人たちはすでに辞めていて、元気な人だけが残っていたからでした。これは「健康労働者効果」という選択バイアスの1つです。先ほどの「私は名医」の例も同様で、対象者の選び方や脱落がバイアスの元になっていないか、注意が必要です。偏った一部から全体に広がっている話に対しては十分慎重に接し、私たち自身もそのような考え方をしていないか、振り返ることが大切と言えるでしょう。

③交絡《こうらく》バイアス…別の因子が絡んでいる

コーヒーの飲用と心筋梗塞との関連を調査することになったとします。調査の結果、コーヒーを飲んでいる人は飲んでいない人よりも心筋梗塞の発生が多く見られました。しかし、実はコーヒーをよく飲んでいたのは喫煙者でした。つまり、喫煙者にコーヒーの飲用が多く見られたために、あたかもコーヒーの飲用と心筋梗塞が関連しているかのように見えたのです。これは、単純に二者の関係に見える因果関係に、「喫煙」という別の要因（交絡因子といいます。67ページ参照）が絡んでいることによって起こるものです。

このように、バイアスは私たちのなかにも、私たちが見ている世界にもさまざまな形で存在しています。そのため、情報はバイアスによって本当の姿からゆがんでいることが多いのです。悪意はなくとも、知らず知らずのうちに、間違った考えや意見を発信してしまっているかもしれません。

しかし、どんなに慎重になっても、バイアスを100％取り除くことは難しいでしょう。**ですから、情報を受け取ったり発信したりする際には、いつも何かのバイアスがあるだろうと注意深く見ることをおすすめします。バイアスに気がついたら、それが本当の姿よりも大きく見せているか、小さく見せているかを考えてみてください。情報を読み解いていくには、現実をきちんと見る力と、見えていない部分を想像する力の両方が必要と言えるでしょう。**

注3　疫学辞典による疫学の正式の定義は、「特定の集団における健康に関連する状況あるいは事象の分布あるいは規定因子に関する研究、さらには、そのような状況に影響を及ぼす規定因子の研究も含む。また、健康問題を制御するために疫学を応用すること」となっています。（Miquel Porta編、日本疫学会訳『疫学辞典第5版』日本公衆衛生協会、2010年）

掟③ 数字の「あおり」につられない！
「新型コロナ感染者、都内○日連続3000人超え」？

目の前の数字だけに振り回されない

新型コロナウイルス感染症の流行後、メディアでは毎日のように「感染者、国内で○○人超す」といった発表がなされるようになりました。テレビのニュースやワイドショー、新聞やネットニュースの見出しなどで、日々こういう類いの情報に触れ、憂うつな気分になっている人も多いでしょう（2021年8月現在、近い将来の収束を願いながらこれを書いています）。

メディアのこのような報道方法は、SNSを中心にいろいろな批判があります。例えば、「東京都の感染者、○日連続3000人超え！」と言っても、一昨日は「5000人」、昨日は「4000人」なら、減りつつある「3000人」です。メディアは客観的と思いたいところですが、残念ながら実際は異なることがありそうです。ある新聞記者に聞いた話では、記事の見出しは記事を書いた記者が決めるのではなく、編集担当が手を入れて決めるため、目を引くものになりがちなようです。ネットニュースはクリックして中を読んでもらうために、その傾向がさらに強くなるでしょう。

記事の本文では「先週の同じ曜日に比べ」とされている場合もあります。人の行動が似ている状況との比較（前週同曜日比）は適切ですし、週単位の推移がわかれば、毎日一喜一憂せずに済むでしょう。また、1日ずつずらして週の平均を求める「移動平均」は、ばらつきを均《なら》して傾向を把握しやすくするのに役立ちます。

「感染者数」は当初から重視されてきた数値の1つで、世界保健機関（WHO）は世界の感染者数を逐次発表しています（注4）。さらに国内では感染者数だけでなく、さまざまな数字が発表されています（注5）。これらは客観的な数字ですが、その切り取り方や伝え方で、事実の一面だけを強調し、ある方向に誘導するような力をもってしまいます。

メディアはそれ自身の利益（視聴率や購読者、スポンサーの獲得、世論など社会への影響力）を追求するため、見た人にさまざまな感情を引き起こして、狙う方向に引っ張っていく（「印象操作」と呼ばれます）のも当然かもしれません。**人々の感情とメディアが相乗的に社会の雰囲気をつくっていることもあるので、そのように感じたときは、一人一人が「本当かな？」と立ち止まってみることが大切でしょう。**

「9割に効く」と「1割に効かない」の違い

病気の治療法の説明を受ける際、「大体9割の人に有効です」と言われるのと、「1割の人には効かないかもしれません」と言われるのとでは、効果の度合いに違いがあるように感じませんか？　同じことを示しているのに、「9割に効く」と言われたほうが、この治療を受けてみようという気持ちになりそうですね。同様に、健康食品などのコマーシャルで「90％の人が効果を実感！」と言われると、かなりの人が効果を感じているように受け取れて、購入してみようと思えますが、もしここで「10％の人は効果を感じなかった」とあえて言われたら、買おうという気持ちがしぼむ人も出てくるでしょう。

このように、「数字」はその見せ方、伝え方によって、受け手の印象が違ってきます。私たちは普段「数字」というものに対して客観的で中立的なものだと考えがちですが、それも大きな落とし穴です。数字がただの数値である「データ」から、なんらかの「情報」になったとたんに、数字そのものの解釈や意味付けが生まれるのです。

このような性質を情報の与え手が知っていて利用すれば、マスメディアでなくても、受け手の印象を操作することが可能になります。広告のキャッチコピーなどでは、こういったことがテクニックとして利用されており、クリエーター側はいかに受け手に「ウケる」よう印象を変えられるかに心血を注いでいると言っても過言ではありません。なお、「ウケる」というとよくないイメージにとられることがあるので、「響く」「刺さる」という表現が好まれるようです。やはり言葉によって、かなり印象が変わることがわかるでしょう。

情報操作も可能な「フレーム効果」とは

これまでお話ししてきたように、数字（データ）の示し方次第で、受け手の印象、ひいては意思決定が大きく変わってくることを「フレーム効果（framing effect）」（あるいはフレーミング効果）といいます。データが示される場合には、常になんらかの「枠組み（フレーム）」のなかで行われます。その枠組みはデータの与え手がつくるもので、枠組みのなかでは往々にして受け手の考えが1つの方向に誘導されやすくなります。そのため、**それ以外の解釈の選択肢が**（**意識的にでも、無意識的にでも**）**除外されてしまう**ことになります。

先ほどの「この治療法は大体9割の人に有効です」という説明は「利得の枠組み（gain frame）」といわれ、「この治療法では1割の人には効かないかもしれません」という説明は「損失の枠組み（loss frame）」といわれます。「利得の枠組み」では、「有効だ」とか「助かる」といったポジティブな表現が多く使われ、「損失の枠組み」では「効果がない」とか「死亡する」といったネガティブな表現が使われています。人は一般的に、「利得の枠組み」よりも、「損失の枠組み」に影響を受けやすいことがわかっています。人は何かを得ることより、失うことのほうを恐れるからであり、これを「損失回避性」といいます。同じことを言われているにもかかわらず、商品購入時などに「利得の枠組み」を使われると「購入しよう」という行動を選択しやすくなり、「損失の枠組み」を使われると「やめておこう」という行動を選択しやすくなる。これは非常に面白い人間の特性ですね。

医学の世界では薬の副作用を巡って、いつも難しい問題が生じています。2021年8月現在、新型コロナのワクチン接種が進んでいるなかで、ワクチンは注目されている変異株にも効果が高いことを示す報道が見られます。一方で、副反応についてもニュースで報道されています。皆さんはどちらのニュースに目を引かれて、ワクチンを受ける・受けない、どちらの判断をされているでしょうか。

フレーム効果を利用すれば、与え手側は自分たちのメッセージを強調することもできます。例えば、米国の、前立腺がんで亡くなる人を減らすためのキャンペーンで政府がつくったキャッチコピーの1つは「毎年、米国では3万1千人の男性が前立腺がんで命を落とします」で、もう1つは「17分に1人の男性が前立腺がんで命を落とします」でした。

より強いインパクトを感じるのはどちらでしょうか？　これは「緊急性の枠組み（urgency frame）」と呼ばれ、社会問題やビジネスでの問題解決などで利用されています。

数字（データ）の示し方について、**明らかな嘘《うそ》ではないにしても、すべては見せないことによって印象操作を行ったり、ミスリードをさせたりするようなギリギリの線上の場合もあること。そして、フレーム効果によってどのようにも情報操作が可能ということ**を、情報の与え手としても受け手としても、十分に認識しておくことが大切です。

注4　感染者として確定される例は、「ＰＣＲなどの核酸増幅検査で陽性」「関連症状があり抗原検査で陽性」「無症状の濃厚接触者で、抗原検査で陽性」の場合とされています。
WHO COVID-19: Case Definitions. Updated in Public health surveillance for COVID-19, published 16 December 2020.
https://www.who.int/publications/i/item/WHO-2019-nCoV-Surveillance_Case_Definition-2020.2

注5　内閣官房ホームページ（https://corona.go.jp/emergency/）では、都道府県の緊急事態措置やまん延防止等重点措置等の基準となるステージ判断において、医療提供体制などの負荷については確保病床使用率、入院率、重症者用病床使用率、療養者数（入院者数＋自宅・宿泊療養者数など）を、感染状況についてはＰＣＲ陽性率（最近1週間・10万人あたり）、新規陽性者数（最近1週間）、感染経路不明割合を指標とすることを挙げています。

掟④ 数字の「見た目」にだまされない！

「１００人にダイエット効果がありました」？

数字の裏に、意図的に伏せられている情報があることも

ダイエット食品について、商品Aの広告には「１００人のモニターに効果あり」と書いてあり、商品Bの広告には「５人のモニターに効果があり」と書いてあったとしたら、あなたはそれぞれの商品についてどのような印象をもちますか？　当然、「１００人」に効果があるという商品Aのほうが「よさそう」と思うでしょう。では、この商品Aは「ダイエットに効果がある」と、即断してよいのでしょうか。

実は、この商品Aのモニターに参加した人は３０００人いました。そう、なんと参加者の約３％の人にしか効いておらず、残りの２９００人には効果がなかったのです。ところが、広告のどこにも、そのようなことは書かれていません。当然です。意図的に「効果」をうたいたい企業側にとって、悪い情報（２９００人に効果なし）は出したくないですよね。

これは、38ページでお話しした「脱落（dropout）」によるバイアス（この場合は選択バイアス）です。この落とし穴に落ちないようにするためには、**「1つの効果の裏にはたくさんの失敗があるのかもしれない」と考え、常に全体を、ひいては「分母」を意識する**ことが大切です。「きちんと摂取したのに効果がなかった人」は何人いるのか、そのうち「効いた」という人が何人いるのか、それが表示されているかどうか、広告に目を光らせましょう。

魅力的な情報には、意図的に伏せられている悪い情報がある場合が多いもの。仮に意図的でなくても、このように「効果がなかった人」を排除するような脱落があり、後に残ったケースだけから判断すると、「選択バイアス」によって誤った結果が導き出されてしまいます。

「見かけの分母」にも気をつける

分母を意識する際には、「見かけの分母」にも気をつける必要があります。

ある市に住む男性（40歳以上）を対象に、職業別に胃がん死亡率を調査したとします。次ページの表2を見ると、胃がん死亡数は合計200人で、農業従事者は100人です。ほかの職業についている人と比較すると、農業従事者の死亡率は50%と飛び抜けて高く、最も少ない運輸業の5倍も亡くなっていました。

さて、このデータから、「農業にかかわっていると胃がんで亡くなりやすい」という結論を出してよいでしょうか。もしかしたら、「農業って、農薬など体に悪いものを使うから、おそらくこういう結果になったのだろう」と、ありがちなイメージ（ステレオタイプ）で判断を下して、この結果をそのまま信用する人も出てくるかもしれません。

では、表3を見てください。ここでは各職業の従事者数を示しています。これで見ると総数は1000人で、農業従事者は最も多い600人、運輸業従事者は最も少ない50人です。この表では1000人のうち、胃がんで死亡する確率が最も高いのは運輸業従事者の40％、最も低いのは農業従事者の17％という結果となりました（注6）。表2から受け取った印象と比べると、まったく正反

表2）ある市の40歳以上の男性における職業別の胃がん死亡数①

結果：200人の死亡者数のうち、半数が農業従事者だった。

職　業	死亡数	相対頻度
事務職	50人	25%
林業	30人	15%
運輸業	20人	10%
農業	100人	50%
合計	200人	100%

※年齢構成はどの分野でも同様とする。

表3）ある市の40歳以上の男性における職業別の胃がん死亡数②

結果：死亡割合（死亡リスク）で見ると、農業従事者が最も低い。

職　業	死亡数	従事者数	死亡割合（率）
事務職	50人	250人	20%
林業	30人	100人	30%
運輸業	20人	50人	40%
農業	100人	600人	17%
合計	200人	1000人	20%

※年齢構成はどの分野でも同様とする。

対ですね。これは、一体どういうことでしょうか。

表2で見た、200人という「分母」はこの市全体の死亡数です。最右列の数字は、死亡したという出来事のなかでの職業別の割合なので、この割合は職業別の「相対頻度」、ビジネスの世界では「シェア」と呼ばれます。一方の表3の最右列の数字は、職業別にそれぞれの従事者数を分母、死亡数を分子としたもので、この割合は各職業の「死亡リスク（割合）」、または1年間の死亡率と呼ばれます。

表2で見た「分母」は、いわば「見かけの分母」であり、実際にはこの市の40歳以上の男性において農業従事者が多ければ、死亡数が多くても不思議ではないのです。当初の「何かの職業がほかと比べて死亡リスクが高いかどうか」を考えるなら、その職業に従事している人の数を分母として考えなければならなかったわけです（注7）。

私たちは、つい目に見えやすい分数の「分子」の情報だけでものごとを判断しがちです。さらに「分母」にも注意しようと思っても、知りたいことを知るのに適さない「見かけの分母」に惑わされてしまうこともあります。

まず、自分の知りたいことは何かを確認し（必ずしも簡単なことではありません）、その目的を達するのに適した「分母」と「分子」は何かを考えてみてください。私たちが見ている、あるいは私たちに見えているのは、ほとんどの場合、私たちが本当に知りたいことの「偏った分子の一部」です。**本当に知りたい「分母」と「分子」には、なかなかたどり着けないことが多いのですが、いつもそれを意識しておくことが、皆さんを落とし穴から守ってくれることになるでしょう。**

注6 もちろん、この数字は架空のもので、厚生労働省の「令和元年（2019）人口動態統計（確定数）の概況」によると、実際の日本人の胃がんの死亡率は人口10万人あたり34・7になります。

注7 厳密には、それぞれの職業従事者の年齢も考慮する必要があります。高齢者が多い職業は、若年者が多い職業よりも死亡リスクが高くなって当然なので、職業と死亡の関係を科学的に調べる際には、年齢を同じようにそろえる必要があるのです。しかし、ここでは、いずれの職業も年齢は大体同じとして考えています。

掟⑤

因果関係を見極める！

「毎朝のジョギングで、かぜをひかなくなった」？

因果関係を正しく見るには

ある大学の男女1000名に、直近3カ月間にかぜをひいた頻度と、同期間にどれくらい運動をしたかについて聞き取った調査があるとします。このなかで、男性の回答集計を見ると、「中程度の運動を1日に1時間する人は、ほとんど運動をしない人よりもかぜをひく確率が30％低い」という結果でした。では、このことから「多く運動をすればかぜをひかない」という結論を導き出してもよいのでしょうか？

実は、この調査だけでは、そこまでのことは言えません。見方を変えれば、体調が悪ければ運動をすることはできないので、これは「その時期、かぜをひかなかったから運動が多くできた」と、その因果関係を逆に考えることもできるからです。この調査で「直近3カ月間にかぜをひいた頻度と、同期間にどれくらい運動をしたかについて聞き取った」というところがミソで、原因と思われる要因（ここでは運動）と結果と思われる出来事（ここではかぜ）について、同時期のデータを集めています。こういった研究は「横断研究」または「断面調査」と呼ばれ、医学研究として動物実験でも人間を対象とした疫学でも、心理学や社会学でも非常に広く行われています。ところが、この研究方法には、とても大きな弱点（科学的には「限界」といわれることが多い）があるのです。それがこの「因果の逆転」です。

「因果の逆転」の可能性を考えていないと、研究でも日常でも、正反対の判断をしかねません。例えば「ダイエットをしている人が太っている」のを見た場合、「ダイエットしたのに太ったのか、間違ったダイエットをしたからか」と思ってしまいそうですが、そもそも「太った人がダイエット（しようと）している」だけかもしれませんね。世の中にはそんな「因果の逆転」の落とし穴が、結構たくさんあります。

さて、「ある大学の男女１０００名」の話には、「因果の逆転」だけでなく、ほかにも大事なポイントがあります。皆さんは、友だちから「毎朝ジョギングをするようになったらかぜをひかなくなった」という話を聞いたら、「ジョギングは体によさそうだから、かぜもひかなくなるだろう」と自然に思われるかもしれませんし、もう少し進んで「かぜをひかなくなったのはジョギングのおかげ」と、いつの間にか「感染症予防にはジョギングがよい」と信じるようになるかもしれません。しかし、実はその友だちは、ジョギングだけでなく、同時に手洗い・うがいをきちんとするようになったのかもしれません。あるいは、ジョギングを始めたことで朝食をしっかり食べる習慣もついた、熟睡できるようになったなど、かぜ予防につながりそうな別の生活習慣もよくなっていたのかもしれません。友だちにとっては、自ら努力して始めた「ジョギング」に気持ちがフォーカスし、ほかの要因があったにもかかわらず、単に伝えていなかった可能性もあります。

原因と結果を考えるうえで、因果関係を正しく見るには、「結果に影響した要因はほかにもないか」を考えてみる必要があります。そういう目で見直してみると、1つのことだけが何かの結果につながっているというよりは、いろいろな要因が関連し合ってある結果を生んでいる、ということが少なくありません。

「てるてる坊主」と「雨乞い」——効果はいかに？

因果関係について、原因と結果をどのように見ればよいのでしょうか。実はこれは科学の哲学的な研究のテーマにもなっている結構深い話なのですが、ここでは、身近な出来事で考えてみましょう。例えば、皆さんは小学生のとき、遠足の前に「てるてる坊主」を作ったことがあったと思います。てるてる坊主に「翌日晴れる」という効果があったかというと、残念ながら少し微妙で、てるてる坊主が雨降りのなかで濡れてシュンとしている姿がなんとなく思い出されます。

では、「雨乞いには効果あり」という話はご存知でしょうか。それも大変驚いたことに、「すべての雨乞いには効果あり＝雨が降る」というのです。決して冗談ではありません。しかし、これにはもちろん種明かしがあって、「いつか雨が降るまで、ずっと雨乞いをし続ける」のです。そうしたら、「雨乞いをしたら雨が降った」ではなく、「雨乞いをしたらすべて雨が降る」＝「雨乞いには効果あり」と見えますね。

①雨乞いをした→②雨が降った→③雨乞いには効果があった、という考え方を、「た」を３つ並べて「雨乞いの〝３た〟論法」といいます。

①→②→③という論理の流れは時間の順序に沿って起きている出来事なので、一瞬、「雨乞いには効果がある」と考えてもよさそうに見えるかもしれません。実は、この言葉は医学の世界で知る人ぞ知る大切な教訓として語り継がれているものなのです。

かつては、「雨乞いの〝３た〟論法」で「効く」とされていた薬も少なくありませんでした。それらは「なぜ効くか」について、本当は効いていなかったかもしれないのに、一見もっともらしい説明がされていました。

故・佐久間昭《さくまあきら》先生（元東京医科歯科大学名誉教授）は、「雨乞いが効く」理由を皮肉めかして、「太鼓をたたけば空気が振動する→高い空の上で小さなゴミも振動する→そこに水蒸気が集まる→水蒸気が重さに耐えかねて、パラパラと落ちてくる→雨が降る」……と言われました。科学的に見えて(?)、かなりこじつけですね。同様に「薬を飲んで病気が治った」としても、単純に「薬を飲んだので（から）病気が治った」と因果で結ぶことは危険なのです。これは薬の副作用についても言えることです。わが国で薬の効果と安全性が科学的（で倫理的）に評価される仕組みは、1997年の薬事法改正でようやくつくられました（151ページ参照）。

ワクチン接種後に起こった副反応を、「ワクチンが原因」と医学的に判断することも容易ではありません。ただ、本人にとっては何かが起これば、それをワクチンのせいと考えるのも自然なことで、医学・科学的な検討と人間の実感が一致しない難しさがあります。

健康食品や民間療法を巡る情報

今でも健康食品の効果や民間療法についての広告などでは、「雨乞いの〝3た〟論法」で「効果あり」とうたわれるケースが多く、それに気がつかない人が多いのも事実です。

「ある病気になり、民間療法を試した結果、その病気が治りました」……このような場合はどうでしょう。一般的な病院の治療で完治が難しいとされる病気になったとき、絶望感や不安感、とにかく何かにすがりたくなる気持ちから、高額な民間療法を試してしまう人が時々います。医師に内緒で、治療と並行して民間療法を試す人も少なくありません。このような方々のつらい自覚症状が少しでもよくなったら「これはきっと民間療法のおかげだ！」と喜ぶ気持ちも当然です。これまでの治療では「治らない」と思い込んでいたことも手伝って、自分で進んで試した民間療法が正しかった、と思いたい気持ちもあるのでしょう。しかし、本当は民間療法をしなくても、元から症状が強くなったり、やわらいだりする経過の病気であったのかもしれませんし、病院でも治療を行っていたなら、その効果が次第に出てきた可能性もあります。「民間療法を試した結果、病気が治った」と言うためには、「民間療法を試さなかったときどうなったのか」あるいは「病院の治療はせずに、民間療法だけを行ったらどうなったのか」という情報もないと「なんとも言えない」としか言いようがないのです。「雨乞いの〝3た〟論法」という笑えない笑い話を心に留めておくことも、怪しい情報の落とし穴から身を守るためには大切です。

もう一言付け加えるとすれば、**民間療法や健康食品というのは、有効性についても安全性についても、医療現場で使われている薬ほど十分に評価されているものではありません。**

もし評価されていれば、それは薬として広く使われるはずですね。残念ながら、一部の「先進的な医療」にもこの問題はあります。

もちろん、民間療法や健康食品、そして一部の「先進的な医療」をすべて否定するものではありません。しかし、人間は心が不安になっているときには、普段〝スルー〟できることでも不思議なほど引っかかってしまいます。効果が期待できないのに高額な支払いを迫られたり、医学的に確立している治療を受ければもっとよい結果が得られた可能性があるのに、そのチャンスを失ってしまったりしては本当に悔やみきれないことです。これについては、第3章で詳しくお話しします。

平均への回帰

先に血圧測定の値について、1回測って数値が高かったからといって、即座に高血圧とは言えないという話をしました（22ページ参照）。

人間の体というのは、常に動いて変わっています。同様に、血圧も常に変動しており、1度測った数値がいつもの値から外れていたとしても、次に測ったときにはいつもの値の近くに戻ることがほとんどです。この「大体いつもの値」のことを平均と考えて、この現象を「平均への回帰」と呼びます。

健康診断でいつもより血圧が高かった（例えばいつもは上の血圧が１３０mmHgくらいなのに、１５０mmHgくらいだった）ことが気になって健康食品を試し、その結果、１カ月後にクリニックを受診したら、いつもの値のあたりに戻っていたとします（注８）。これは「平均への回帰」による可能性が高く、何もしなくてもそれくらい下がる可能性があるのです。家庭用の血圧計をお持ちの方も多いと思いますが、あまり一喜一憂しないよう、自分の血圧のアップダウンの範囲を知っておいていただくことをおすすめします。

病は気から？ ホーソン効果とプラセボ効果

よく「病は気から」と言われます。英語では「Fancy may kill or cure.（想うことで人を殺すこともできるし、治療もできる。）」という諺《ことわざ》があるくらい、実際、人は何かを意識したり暗示にかかったりすると自然と病気が快復することがあります。

ある米国の心理学者は、ホーソンという町工場で、どのようにしたら従業員の仕事の成果を上げられるのか、という研究をしていました（注９）。その注目すべき結果の１つを紹介すると、最も作業効率を高めたのは「職場の人間関係がよい」ことに関連していました。

実は、調査当時の作業員たちは「研究のために自分の仕事の成果が調べられる」と思い、よい成果を上げようと努力し、その結果、職場の人間関係もよくなったというのです。このことから、「人から見られていることが、人間の努力を引き出して、よい結果につながる」現象は「ホーソン効果」と呼ばれるようになりました（注10）。

これは、医学における「プラセボ（またはプラシーボ）効果」に似ています。プラセボは、練った小麦粉や食塩水などで薬に似た形状に作られた偽薬（化学的には薬としての効果はないもの）です。しかし、患者さんがそれを「よく効く薬」と思い込んで飲んでいるうちに、望ましい結果が現れること、特に自覚症状では改善が見られることがあるのです。これこそ、まさに「病は気から」という、暗示の効果ですね。

意識によって結果が変わる現象や「病は気から」のような効果があるところが、人間を対象とした研究の大変さでもあり、ある意味では面白さでもあります（気をつけていないと「怖さ」になってしまいます）。科学者と呼ばれる人たちは、出来事からものごとの因果関係を少しでもきちんと見極めるために、目に見えているものに目を凝らすだけでなく、その周り、その先、その向こうに何があるのかにも、精いっぱいの注意を払おうとしています。本書でお伝えしている「掟《おきて》」は、そのようなものの見方、捉え方のエッセンスです。

健康食品などを試す場合、この「病は気から」が発揮されて、結果がよい方向に向かえば結果オーライかもしれません。しかし、逆にまったく効果のない不要なものを摂取するはめになったり、高額なものを買わされたり、体に害が生じたり、最悪の場合には命を失ったりすることもありえます。さらに言えば、自分自身だけでなく、よかれと思って大切な人にそれをすすめて、取り返しのつかない結果になってしまうケースもあるのです。**何かを売る側、宣伝をする側は（すべてが悪者ではないことは繰り返し申し上げますが）、このような効果や人間の心理を十分に知っていて、それを利用していますので、皆さん自身と大切な方々を守る掟の１つとして、心に留めておいていただきたいと思います。**

注８　「白衣高血圧」といって、医師の前では血圧が高くなる方も結構います。

注９　この研究が行われた１９２０年代の米国は、第一次世界大戦を経て「狂騒の20年代（Roaring Twenties）」と呼ばれる芸術・文化・経済の躍進の時代であり、それは１９２９年のウォール街の株暴落に始まる世界恐慌まで続きました。一方、日本は１９２３（大正12）年の関東大震災により、「ロマンとデカダンスの大正」が間もなく幕を閉じるころでもありました。

注10　ちなみに、いろいろな職場を対象にして「人間関係を意図的によくするように働きかけた職場が、そのままにした職場に比べて作業効率が高くなった」ということを証明した研究ではないので、「職場の人間関係をよくすると作業効率が高まる」という結論は飛躍しすぎですので、注意が必要です。

掟⑥ 比較の対象を意識する！

「性格が明るい人は長生きする」？

比較できる調査の対象はどこに？

日本人の平均寿命は男性81・4歳、女性87・5歳（いずれも2019年の厚生労働省「簡易生命表」）と世界のトップクラスです（注11）。長生きの人、特に健康で長生きされている人の話は多くの人の関心を引くもので、「どうやったらそうなれるのか？」「何か特別な理由があるのだろう」と気になるものです。そこで、100歳を超えた超高齢者（百寿者、英語ではcentenarian）の性格を調べて、長寿の秘訣《ひけつ》を探ろうと試みました。すると、100歳以上の人には「明るく、穏やか」な人が多く、「くよくよ悩みがち」な人は少ないというデータが得られたとします。では、この結果から、「明るく、穏やかな性格が長生きの秘訣」と結論づけてよいのでしょうか？

答えは「よくない」です。見方を少し変えると、100歳以上になった人はそれまでに亡くなった人たちの生き残りであって、既に亡くなった人たちについては最初から研究対象にできていませんから、この結果だけで、どんな人が１００歳以上になれるかを示すことはできません。明るい性格だったのに、早くに亡くなった人もいることでしょう。また、この１００歳以上で明るい人たちは、若いころから性格が変わっていないのかどうかも不明です。もしかしたら、若いころは大変頑固で、なんでもくよくよ悩んでしまう性格だったかもしれません。１００歳以上の超高齢者だけを調べてわかることは、「１００歳以上になったらどうなるか」または「１００歳以上になれた人は、今どんな状態か」ということであって、「どうしたら・どんな人が１００歳以上になれるか」という疑問には答えられないのです。この研究は、掟⑤（52ページ参照）で見た「かぜをひく頻度と運動量」の調査と同様に、ある一時点で起こっていることを調べる「横断研究」と呼ばれる手法です。

では、このような「長寿と性格の関係性を調べる」場合、少なくともどのような方法をとれば、比較的確からしい結果が得られるのでしょうか。「明るく、穏やか」と「くよくよ悩みがち」という表現はイメージしやすいので使いましたが、よしあしを決めつけているようで気が引けるので、以下では「外向的」と「内向的」とします。

①まだ若い人（例えば40歳の人）を無作為に集めて、その人たちの性格を調べ、「外向的」と「内向的」に分ける。

②その人たちが、50歳、60歳、70歳…と、亡くなるまで追跡調査をする（その間、その人たちの性格が変わらないかどうかも調べる）。
③以上の結果、「内向的」な人たちの年間死亡率が「10％」で、「外向的」な人たちの年間死亡率が「5％」だったとしたら、「外向的な人たちは内向的な人たちに比べて死亡率が半分になる」と言える（注12）。

つまり、「どうしたら・どんな人が100歳以上になれるか」という疑問に答えるためには、「100歳になる前の人たちを調べる」ことが必要なのです。「100歳になる前の人たち」のなかには、「100歳までに亡くなった人たち」が含まれます。全員が40歳の時に性格を調べて、「外向的」な人が100歳まで生きやすいかどうかは、同じ年齢で「内向的」な人を「比較群（control）」として比べて、初めて言えることなのです。

横断研究に続けて、「追跡調査」を行う方法は、文字通り「追跡研究」（疫学用語では「コホート研究」。134ページ参照）といい、これは「横断研究」に対して「縦断研究」とも呼ばれます。

横断的な見方・縦断的な見方

掟⑤で見た「かぜをひく頻度と運動量」の調査で、「中程度の運動を1日に1時間する人は、運動しない人よりもかぜをひく確率が35％低い」という結果が出ている場合、「運動を1日に1時間する人」と「運動しない人」を比較しているので、比較対象についてはOKです。

しかし、**横断研究だけでは結果を解釈する際に「因果の逆転」（53ページ参照）が避けられないので、「言い過ぎてはいけない」のが鉄則です。それに対して縦断研究（追跡研究）では、原因と思われる要因と結果と思われる要因を調べている時間の前後関係がしっかりしているので、確実性の高い因果関係を示すことに数歩近づくことができます。**この場合は、先に「運動の程度」を聞き取り、その後に「かぜひきの頻度」を追跡して調べると、先に調べた「運動の程度」のほうが原因である可能性が高まります。

一般に行われている世論調査などの社会調査は、ほとんどが一時点に起こっている2つのことを同時に尋ねる横断研究です。それだけで原因と結果を決めつけるような情報の出し方には、惑わされないようにしましょう。とはいえ、横断研究に比べて縦断研究は、当たり前ですが時間がかかります。疫学研究では数年から10年以上かかるのが普通ですし、経費や研究者の熱意も桁違いに必要です。ですので、世の中にある多くの横断的なデータに対しては、縦断的なものの見方を大切にし、十分注意して解釈・利用することが大切です。

ただし、縦断研究であれば、「因果の逆転」の落とし穴はないか、というと実はそう簡単にもいかないのです。次のお話は応用編としてご紹介しておきたいと思います。

いくつもの世界的な疫学研究で、地域住民の健康状態を調べて、体重と死亡率の関係について追跡調査が行われました。その結果、最も死亡率が高いのは予想通り、肥満度が最も高かった人たちでした。全体として肥満度の低くなる順に死亡率が下がると思われたのですが、実際にはいちばん痩せている人たちのほうが、少し太っている人たちよりも死亡率が高かったのです。さて、この結果から、痩せ気味の人たちに「体重を増やしたほうがよい」と言えるでしょうか？　これは、横断研究より因果関係に数歩近づけるはずの縦断研究の結果でも、やはり「言えない」のです。

「痩せ」は、すでに痩せ以外にはっきりした症状がない病気が潜在的に進んでいる結果かもしれません。例えば早期がんは、原因不明の体重減少がほかの症状に先立って見られることが少なくありません。そうだとしたら「痩せているから死亡率が高い」ことは、「死亡率の高い病気が隠れていて、その病気になった結果として痩せた。さらにその病気が進んだ結果として亡くなった」ということになります。つまり、結果と思っていた（がんによる）死亡に先立っていたはずの「痩せ」が、本当はがんの結果として起こっていたということで、ちょっと頭がこんがらがりそうですが（注13）、これも「因果の逆転」と言えるのです。

第3の要因、「交絡《こうらく》因子」

さて、前述の「性格と長寿」について、横断研究も縦断研究もなされた結果、「明るい人は長寿である」と出たとしたら、それは確実に正しい結果と言えるでしょうか。

いいえ、残念ながら、ここでもまだ断言することはできません。なぜなら、もうおわかりかと思いますが、長寿になったのには、ほかにもいろいろと原因があるかもしれないからです。長生きした人たちは、社会経済的に恵まれていて、病気になったらすぐによい病院にかかって治すことができたのかもしれませんし、栄養バランスのとれた食事を長年食べ続けていたのかもしれません。このように、「性格と長寿」という問いには出てきていない「第3の要因」あるいは「隠れた真の原因」（交絡因子）があることも考えられます。もちろん、実際にはこのような交絡因子の影響をすべて取り除いて結論を出すことは、不可能と言っていいでしょう。ただ、**「もしかしたらほかの可能性があるかもしれない」という視点でものごとを見る**ことが大切です。

注11　男性は香港、スイスに次ぐ世界第3位です。女性は香港に次ぐ世界第2位で、第3位はスペインです。

注12　死亡には性格以外に生活習慣や環境、病気の管理・治療などいろいろな要因がかかわっているので、性格が死亡率とどれだけ直接関連があるかは慎重な検討が必要ですが、関連する可能性としてはこのように言えます。

注13　これを日常的な出来事に置き換えてみると、こんな例があります。ある親しそうにしている2人が、ある時のいさかいをきっかけに、関係が途絶えてしまいました。それを見ていたある人は、「あの時以来、すっかり2人の関係が変わってしまった」と言いましたが、別の人は「あの2人は前からぎくしゃくしていて、あのいさかいも、その延長（結果）だった」と言いました。つまり、いさかいは関係が途絶える原因だったのではなく、すでにこじれていて、いつ終わっても不思議ではない関係の結果だった、ということになります。

掟⑦ 情報の出どころをチェックする！
「加熱式タバコはほとんど体に害がない」？

新たなタバコ商品の登場

次に、タバコの健康への影響について考えてみましょう。タバコにはニコチンや一酸化炭素、タールなど約200種類もの有害物質が含まれており、喫煙によって、がんをはじめとするさまざまな病気のリスクが高まることがわかっています。また、喫煙者の周囲の人にも、受動喫煙による健康影響が起こりうることが明らかです（注14）。

厚生労働省「令和元年『国民健康・栄養調査』の結果」によると、「現在習慣的に喫煙している者」の割合は16・7％（男性27・1％、女性7・6％）と、この10年間で減少しています。その一方で問題視されているのが、加熱式タバコ利用者の増加です。加熱式タバコは、「タバコ特有のにおいがない」「紙巻きタバコに含まれる有害物質がほとんど出ないから安全」といったうたい文句で販売されており、紙巻きタバコから乗り換える人が増えているようです。実際、先の調査で「現在習慣的に喫煙している者」が使用しているタバコ製品の種類は、加熱式タバコの割合が男女ともに25％を超えていました。

「有害成分がない＝安全」と言えるのか

あるタバコ会社は、自社の加熱式タバコAについて、「世界保健機関（WHO）が有害としている9つのタバコの成分が、90％検出されなかった」と発表しました。この結果を見て、「加熱式タバコは体に害がない」、つまり「安全である」と判断してよいのでしょうか？

これについては2つの側面から検討してみたいと思います。1つ目は「有害成分がない＝安全」と言えるかどうか、です。

加熱式タバコAについて「9つの有害成分は90％検出されなかった」ということですが、「有害成分の量」と「有害性」は別問題です。また、従来の紙巻きタバコに含まれる有害成分の量は非常に多く、**仮にその10％が残存していたとすれば、それだけで十分に危険です。**そもそも、加熱式タバコは発売されてから間もないこともあり、長期的な追跡で明らかになる病気の発生率や死亡率などの「有害性」についての研究が不十分です。**そのような「データがまだ得られていない」ことは、「有害性がない」ことを意味するものではあ**

りません。

調査結果の信ぴょう性はあるか

２つ目に、この調査結果の信ぴょう性についてです。加熱式タバコＡについてこのような発表をしたのは販売元ですから、自社に都合のよい結果になるよう、数値などを操作した可能性も排除できません。**そうでないと反論するためには、販売元とは無関係の第三者機関のデータとの比較が必要です。**加熱式タバコに関する医学論文では、「加熱式タバコの煙から有害成分が検出された」という報告も出されており（出典6）、２０２０年4月からは加熱式タバコの使用者も健康保険による禁煙治療の対象になっています。

タバコについてさらに言えば、１９９８年に米国医学会雑誌に掲載された論文に、興味深い研究がありました。１９８０～95年に出版された受動喫煙の害に関する１０６の論文を分析した結果、「受動喫煙は危険ではない」との結論を出した論文39編（37％）のうち、29編（74％）の論文執筆者がタバコ会社から研究費をもらっていたというのです。そして、タバコ会社から資金援助を受けている研究者は、そうでない研究者に比べて88倍にのぼる、受動喫煙の害を否定する論文を書いていたとのこと（出典7）。**資金援助を受けている手前、**

その企業の商品を否定するような結論は出せない、できれば企業に有利な結論を出してさらに研究資金を出してもらおうなどという「忖度《そんたく》精神」が働いていたとしたら、そういう論文の科学的な信ぴょう性には大きな疑問符がつくと言わざるをえません。

情報の出どころをチェックする

このように、本来公正な立場で発言をすべきところ、研究資金をもらっているなどの理由で、その発言や成果がゆがめられてしまう危険を「利益相反《そうはん》（英語ではConflict of Interest、略してCOIと呼ばれます）」と言います。先の研究では、利益相反があるため、研究者は論文を書くときには研究資金の出どころであるスポンサーまで明記すべきであり、論文を読む側も、その執筆者とスポンサーの関係（執筆者が研究対象の製品を開発・販売している企業の人間であればなおさら）もあわせて判断の材料としなければならないと結論づけています。

この利益相反によって科学的な知見がゆがめられかねない問題を避けるため、研究者は自身の利益相反に関する情報を投稿先の学術誌の基準に照らして、論文投稿時に申告しなければなりません。日本国内で利益相反への注意が高まってきたのは２０００年代の半ばくらいからで、現在は厚生労働省や各種の学会、業界や団体などがそれぞれのガイドラインを策定し、遵守《じゅんしゅ》することを研究者に求めています。

さて、厚生労働省や世界保健機関（ＷＨＯ）のような公的な機関以外では、どういうところが出した情報であれば、利益相反の影響がなく、〝安心〟して信じられるのでしょうか？　健康や医療の信頼できる情報を探している身からすると、その答えを知りたいところですね。しかし少々残念なことに、**利益相反の問題はあまり見えていなかっただけで、実はあちこちで口を開けている落とし穴とも言えるのです**。最近では、製薬企業から医師、大学や病院などの研究機関への支払い情報を誰でも検索できる「マネーデータベース」というウェブサイトもあり（注15）、利益相反に対する社会的な意識の高まりから、こういった取り組みが進んできたと言えるでしょう。

注14　２０１６年に厚生労働省の「喫煙の健康影響に関する検討会」が作成した「喫煙と健康　喫煙の健康影響に関する検討会報告書」にて、詳しくまとめられています。
https://www.mhlw.go.jp/stf/shingi2/0000135586.html

注15　特定非営利活動法人Tansaと、特定非営利活動法人医療ガバナンス研究所が運営しています。
https://db.tansajp.org/

掟⑧ リスク（危険）とベネフィット（利益）をチェックする！
「がんは必ず治療したほうがよい」？

がんといっても、部位や進行度で治療方針はさまざま

厚生労働省の「令和元年（２０１９）人口動態統計（確定数）の概況」で、死因順位別に死亡数を見ると、第1位は悪性新生物〈腫瘍《しゅよう》〉で、約38万人でした。これを全死亡者に占める割合で見ると27・３％で、およそ3・7人に1人ががんで亡くなっています。死因別の死亡率の推移を見ると、１９８1年以降、悪性新生物〈腫瘍〉は一貫して上昇しており、死因順位第1位を更新しています。

多くの人たちにとってがんは最も恐れる病気の1つであり、実際にがんと診断されたときのご本人やご家族のショックは大きなものです。しかし、一方でがんは、以前と比べて、すぐに死と結びつく病気ではなくなりつつあることも確かです。治療法や薬の進歩により、一部のがんは「治る」と言ってもよい病気になってきており、適切な治療を行うことが大

切と言えます。また、がんのできた部位や、その進行度（Ⅰ～Ⅳ期）によって、どういう治療をすればよいかがまったく異なってきます。

「初期の前立腺がん」も治療すべきか？

年齢が高くなるに従って、がんに罹患《りかん》する（かかる）割合も高くなっていきますが、男性の場合、「前立腺がん」はよく見られるがんの1つです。もしあなたが60歳で「初期の前立腺がん」と診断されたとしましょう。具体的な治療方法・方針などを主治医と話し合うのはこれからとして、あなたはどのような対応を望むでしょうか？

通常、がんのみならずどんな病気であっても「早期発見、早期治療」が重要と聞くことが多いので、「幸い早期発見されたのだから、早く手術をして取り除きたい」と考える人がほとんどかもしれません。「早期発見、早期治療」は確かに病気への対応としては正しいことが多いのですが、実は前立腺がんは、必ずしもそうとは言い切れない病気の代表なのです。

76ページの図4は、主ながんのステージ別10年生存率を調査したものです。「生存率」とは、がんと診断された場合に、それぞれのステージに応じた治療でどのくらい生命を救

図4）主ながんのステージ別10年生存率

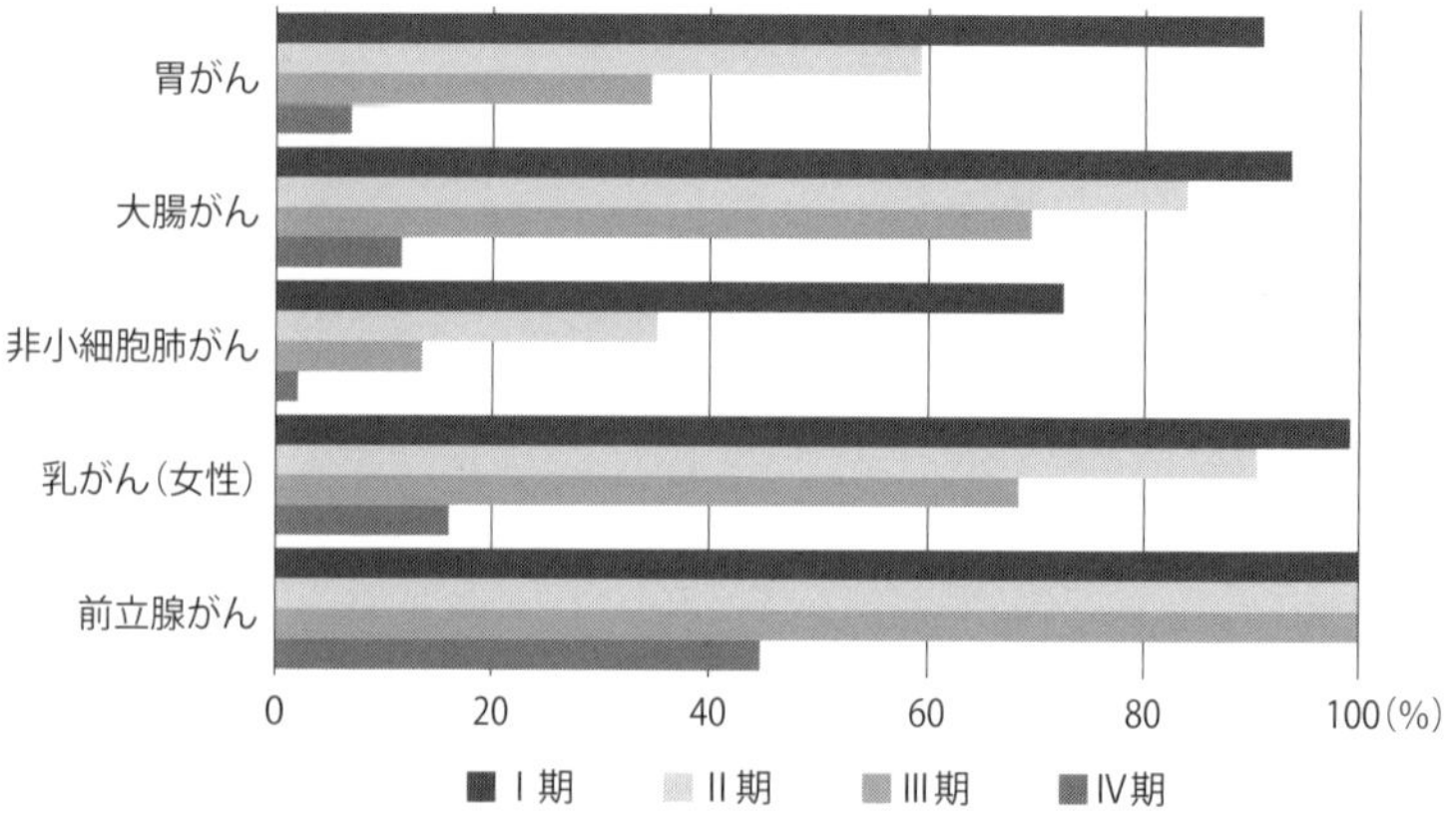

出典：「がん診療連携拠点病院等 院内がん登録2008年10年生存率集計 報告書」
（国立がん研究センターがん対策情報センター がん登録センター 院内がん登録分析室）

えるかを示す指標です。厳密には「相対生存率」といい、あるがんと診断された人のうち10年後（5年後）に生存している人の割合が、日本人全体で10年後（5年後）に生存している人の割合に比べてどのくらい低いかで表されます。数字が100％に近いほど治療によって生命を救える可能性が高いがんと言えます（注16）。

前立腺がんは、I期〜III期の10年生存率が100％となっており、ほかのがんと比較して生存率の高いがんと言えます。また、前立腺がんの特徴として、生涯にわたって無症状の人も多いことがわかっています。早期の前立腺がんは進行が遅いこともあって、**条件によっては経過観察を続ける「監視療法**（英語ではactive surveillanceといいます）」という選択肢もあるがんなのです。

監視療法は、定期的な検査を受けて、治療が必要かどうかを見極めるものです。２０１６年にProtecT試験という英国の大規模研究が、最も有力な医学専門誌であるNew England Journal of Medicine誌に報告され、大きな注目を集めました。これは、限局性前立腺がん（前立腺にとどまっているがん）の患者さん１６４３人を「監視療法」「手術」「放射線療法」の３群（グループ）にランダムに割り付けた（133ページ参照）もので、10年間の追跡の結果、前立腺がんで亡くなった方は、それぞれ８人、５人、４人でした。３群の前立腺がんによって亡くならずに生存している割合（特異的生存率）はいずれも98・８％以上で、統計学的にも有意差は認められなかったのです（出典８）。

リスク（危険）とベネフィット（利益）をよく考えて

とはいえ、医師に「無治療、経過観察で大丈夫です」と言われても、なんとなく不安がぬぐえず、どうしても手術や放射線療法を受けたくなるのも自然な気持ちです。しかし、それらの治療には多かれ少なかれ不自由さや痛みなどが生じますし、治療費・入院費なども必要になります。また、手術の合併症で尿漏れや性機能障害、放射線照射による副作用などが起こる場合もあります。

ここまで前立腺がんを例にとって見てきましたが、実際、病気の治療法にはそれぞれ一長一短があって、正解がわからない領域が少なくないことも事実です。これは**本当に正しい答えがあるにもかかわらず、正しくない答えに皆が振り回されているというのではありません。専門家である医療者であっても、目の前の実際の患者さんにどの方法をとれば（しないことも含めて）最もよい結果が得られるのか、科学的な意味で真の確信はもちきれないのです。**しかし、将来を見通す正解がわからないからといって、何かしらの「選択」を避け続けるわけにはいきません。こういった状況は、「不確かな（不確実性の高い）状況における意思決定」と呼ばれます。

このようななか、何が「最善の選択」なのかを考えるうえで、重要な考え方として「シェアード・ディシジョン・メイキング＝共有意思決定（Shared Decision Making：ＳＤＭ）」が世界的に注目されています。「シェアード・ディシジョン・メイキング」については後に詳述しますが（162ページ以降参照）、患者さんと医療者（専門家）が治療のゴールや治療に対する希望、意向を話し合うことによって、患者さんにとって「最善の選択」とは何かを医療者と協力して見つけ出していくことを指します。

がんに限らず、病気の治療についての選択が必要になったときには、まず落ち着いていくつかの方法を可能性のある選択肢として挙げて（実際には2つか3つです）、それらの「リスク（危険）」と「ベネフィット（利益）」を整理し、それらを見比べて行動することが重要です。**どういう選択にも、リスクとベネフィットがそれぞれあります。自分自身が、何を大事にしようとしているのか、譲ってよいことは何か、最優先事項をしっかり見定め、そのために必要なことが何であるかを考えていきましょう。**

注16 「全がん協加盟施設の生存率協同調査 生存率Q＆A」参照。
http://www.zengankyo.ncc.go.jp/etc/seizonritsu/faq.html

COLUMN

いちばん体によい野菜ジュースは？と聞かれたら……

ある高名な経済学者の先生との“笑えない”笑い話があります。「いろいろな医者に尋ねてみたけれど、誰も答えてくれない。ぜひ教えてほしい」と尋ねられたのは、「いろいろな野菜ジュースがあるけれど、どれがいちばん体によいのか？」ということでした。私は、高名な学者の先生でもこのような疑問をもたれるのかと（いい意味で）「ずっこけ」ました。

医師、そして医学・疫学の研究者としての私の返事はこうでした。「先生がおっしゃる『健康によい』というのは、先生の高めの血圧を下げることでしょうか、それとも血糖値を下げることでしょうか。将来、がんや脳卒中になる可能性を減らすことでしょうか。それとも、今野菜ジュースを飲んで、ああおいしい、体が喜んでいる！ というお気持ちになることでしょうか。どれを意味されているのかがわかれば、どの野菜ジュースが先生のおっしゃる『体によい』か、調べることができるかもしれません」（8割冗談です）。

するとその先生は、笑いながら「そんな区別はわからない」とお答えになりました。もちろん、どの意味で「体によい」のか明確になったとしても、実際には、その血圧や血糖値という評価指標をいちばん改善することを（臨床試験で）証明している野菜ジュースはないと思います。いろいろと確認した結果、「わかりません」が科学的な意味での正解になりますし、「先生は血圧と糖尿病の薬も飲まれているので、塩分やカロリーは確認しておいたほうがよいですね。ほかは先生のお好みで、おいしいと思って飲まれるものであればよいと思います」という回答になるでしょう。実際そのようにお答えしたことを覚えています。

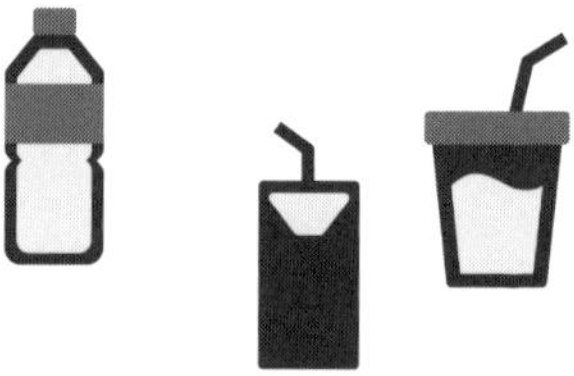

第2章

メディア情報との付き合い方

ネットで信頼できる情報を得るためには？

検索キーワードの入れ方が重要

健康や医療に関する言葉（キーワード）をインターネットで検索する際、「出てきたウェブサイトが信頼できるかわからない」「広告サイトがずらっと出てくる」など、なかなか自分が求めていた情報にたどり着けないことは、よくあります。

その場合、ネット検索のいくつかの基本技を知っていれば、求めている情報にたどり着ける可能性が高まります。すでにご存知の方も多いでしょうが、例えば何かの病気について知りたければ、「病名」の後にスペースをあけて関連のあるキーワードを追加していきます（「糖尿病 症状」など）。この方法を「AND検索」といい、2つのキーワードを入れた場合、その両方を含むサイトが検索結果に表示されるので、知りたい情報により近いサイトがヒットします。**さらに、より信頼度の高いサイトにたどり着きたい場合には、「病名」**

の後に「根拠」と入れて検索してみましょう。実際にやってみると、何も入れないときと比べて、広告サイトが上位に表示されない可能性が高くなります。ただし、検索サイトや設定などによって違いはありますので、ぜひいろいろと試してみてください。

検索上位に出てきた情報が、信頼できるとは限らない

二大検索サイトのうち、Yahoo! は、検索結果に Google の検索結果を利用しているので、基本的には同じような結果が出る仕組みです。しかし、Yahoo! は独自のコンテンツも反映させているため、結果にやや違いが出てきます。

検索結果に影響するのは、「アルゴリズム」と呼ばれるキーワード検索の順位を決定するためのルールですが、Google は時々、そのルールを変更しています。

例えば２０１７年11月以前は、健康・医療分野において、極端に言えば、「質より量」が重視され、商業的な（広い意味で医学的な信頼性に心配のある）サイトが検索結果で上位になることが多く見受けられ、大きな問題となっていました。なぜなら、出典が曖昧だったり信頼性が低かったりする健康・医療情報に、人々が簡単にアクセスしてしまうと、時として命にかかわる危険があるからです。そのため、Google がアルゴリズムをアップデー

トした結果、健康・医療などに関する分野のサイト全体の6割程度に影響が出て、検索結果に大幅な変更が見られました（出典9）。その後もこのようなアップデートは行われており、学会や関連メーカー、医療機関などの情報が検索上位に出やすくなりました。

しかしながら、「検索上位に出てきた＝信頼できる可能性が高い」とは言えるかもしれませんが、手放しで安心してよいとまでは言えません。**あくまで、これまでより信頼性の低いサイトにアクセスする可能性が低くなり、やみくもに探す手間は減ったと言えるだけですから、自分の目できちんと中身をチェックする必要があることには変わりありません。**

ネット上の情報は玉石混交《ぎょくせきこんこう》の状態

健康・医療の情報に関しては、公的機関や専門家・組織からだけではなく、企業や民間団体、そしてソーシャルメディアの発展によって、一個人からもさまざまな情報がネット上で発信され、玉石混交の状態が続いています。

前述のGoogleのアルゴリズムの大幅なアップデートが行われたきっかけは、２０１６年のいわゆる「ＷＥＬＱ（ウェルク）騒動」でした。多くの利用者がいたという医療情報サイトＷＥＬＱ、ならびにその関連サイトが、薬機法（医薬品、医療機器等の品質、有効性及び安全性の確保等に関する法律）などの法律違反の可能性も含めた重大な誤りのある情報を流していたことが発覚し、社会的に大きく注目されたのです。

あたかもきちんと検証された正しい情報であるかのように発信されていた記事のほとんどが、実はかなり不正確であったことに衝撃を受けた人は多いでしょう。このことは、私たちが「どこの情報を信じたらよいか」を改めて考えるきっかけになったと思います。

WELQや同様のサイトの閉鎖、Googleのアルゴリズム改変などを経て一部淘汰されたとはいえ、質の低い健康・医療情報も、まだたくさん出回っています。最近の民間企業による健康・医療情報発信は、医師をはじめとする専門家の監修を受けることが多くなり、「騒動」の教訓がある程度、活かされているとも言えます。ただし、いつものことですが、鵜呑《うの》みにはしないようにしてください。

Googleのアルゴリズムの詳細は公開されていませんが、同社の品質評価ガイドラインには、〝E-A-T〟、すなわち、Expertise（専門性）、Authoritativeness（権威性）、Trustworthiness（信頼性）を重視した検索アルゴリズムとしていることが述べられています（出典10）。

私もお手伝いしている、厚生労働省の生活習慣病予防のための健康情報サイト「e-ヘルスネット」も、運営するうえで〝E-A-T〟を意識しています。執筆や監修を務める

100人以上の各領域の専門家が顔写真やプロフィールを記事に掲載して信頼性の担保に努めるとともに、多くの方々の検索で見つかりやすくなるようにしました。関心をおもちの方は、ぜひ「eーヘルスネット」にいらしてください（注17）。

注17　厚生労働省「eーヘルスネット」は、生活習慣病予防、栄養・食生活、飲酒、喫煙、休養・こころの健康、身体活動・運動、歯・口腔の健康、感覚器などの各分野において、幅広く信頼できる情報を提供しています。筆者は情報評価委員会の座長として、運用などに携わっています。
https://www.e-healthnet.mhlw.go.jp/

人は〝自分に都合のよい情報〟を集めてしまう

カスタマイズとパーソナライズ

ネットには、非常に便利な機能として「カスタマイズ」や「パーソナライズ」という機能が備わっています。

カスタマイズ機能は、ユーザーが自分好みに設定を変更できるもので、例えばスマートフォンの待ち受け画面を好きな画像に変更したり、ブログのスタイルなどを変更したりすることは、誰でも経験があることだと思います。さらに、例えばコンサートのチケットを購入するサイトでは、あらかじめ関心があるジャンル（クラシック、ロックなど）を登録しておくことで、そのサイトを開くとすぐに関連情報が目につくような設定にできます。サイトの「お気に入り」登録や、SNSの「フォロー」などもこれにあたります。

一方、パーソナライズ機能は、ユーザーが見たいと思う情報が、おのおのの関心事に合わせて提示される機能です。あるサイトで何か商品を購入しようとした際に、そのサイトで過去に購入・検索した商品や、それに類似する商品などを「おすすめ商品」「関連商品」として提示されたことはありませんか？　自分が購入した商品であれば過去の記録データからピックアップされたものだとわかりますが、そうではなく、サイト側がユーザーの過去のデータを分析し、ある意味勝手に推測して、「あなたなら、きっとこの商品に関心があるはず」とすすめてくるものです。この「パーソナライズ」という手法は、今や、数多くの検索サイトやSNSでも採用されています。

時には、煩わしいくらいに何度も「おすすめ商品」が画面に表示されたり、関連する広告が画面いっぱいに表示されたりして、この機能そのものを消したくなるという人もいます。また、共有のパソコンなどを使っている人の間では、別の人が使用するときに自分の好みがわかってしまうのをなんとかしたいという人もいます。便利ではあるけれど、なかなか面倒なシステムかもしれません。

自分が「見たい、知りたい」情報ばかりが集まっている？

このような機能のおかげで、膨大な情報から自分の欲しいものを探し出すのが簡単になる面はあるでしょう。しかし、別の側面から見ると、**あらかじめ特定の情報が排除され、私たちは常に自分自身が「見たい、知りたい」情報ばかりを集めている、または見せられているのかもしれません。**

健康・医療情報の話からは離れてしまいますが、2020年の米国大統領選挙は、当時のトランプ大統領（共和党）と民主党のバイデン候補による熾烈《しれつ》な戦いに世界中から注目が集まりました。そのとき「トランプ政権は既得権益を守ろうとする闇の政府と闘っている」と主張する「Qアノン」の信奉者の存在を通して、ネットで加速度的に拡大する「陰謀論」も広く知られるところとなりました。

第1章で、1つの情報にはさまざまな偏りがあるので、「まず、『それは本当か？　根拠はあるのか？』と疑ってみることが重要」とお伝えしました。しかし、普段の情報源がネット（特にSNS）だけという人は、かなり自分好みに偏った情報にしか触れていない可能性が高いと言えそうです。**常に同じような思考や嗜好《しこう》の人の意見・情報ばかりに囲まれていると、そこに疑問をはさむことが難しくなりますし、そもそも疑問をもつこともなくなってしまうかもしれません。**

誰にでもある確証バイアス

人には、人それぞれの考え方の癖や傾向（認知のゆがみ）があります。そのため、客観的に見たらよりよい結果を得られる可能性の高い、「合理的な」意思決定ができず、後悔することが多くあります。この認知のゆがみを「認知バイアス」といいます。そのなかでも「確証バイアス」は、自分の考えを支持してくれる情報や、自分に都合のよい情報ばかりを集め、自分の主張を強化するような傾向を指します。

例えば、かなり興味がある健康食品をネットで検索したとき、「１００％有効！」といったうたい文句はさすがに誇大広告だと思って〝スルー〟したとしても、誰かが「自分で効果を確認しました！」と写真つきで紹介しているブログには興味を引かれて、じっくり読んでしまい、試してみようかなと考える人はいるでしょう。自分と似たような人による、実体験に基づく情報に見え、企業の広告に対するような警戒心が薄らいでしまうのです。

しかし、それは企業の立場からの情報ではないように装い、消費者に宣伝であると悟られないようにするマーケティング手法、いわゆる「ステマ（ステルス・マーケティング）」かもしれません。特に、ブログを書いている人が芸能人や有名人だった場合には、その信頼度を盲目的に高めてしまう危険があります。あるウェブ・マーケティングの専門家によると、最近のステマはさらに巧妙になってきて、売り上げを伸ばしたいモノ・コト・ヒトについて「まず少しネガティブに言って」、その情報に対する読み手の信頼を高めたうえで「押し」にかかるという、「下げてから、上げる」作戦をとっているようです。

うまい文章というのは、ついつい信じてしまって、いつの間にか書き手の思う方向に自然に、とても心地よく、引っ張られてしまうものです。時々「おっと、危ない」と立ち止まってみることが大切です。

好みではない情報や、反対のことを言っている情報も意識的に調べる

これまで、自分の考えと一致する情報や自分に都合のよい情報に対して、そのまま鵜呑みにせず、いったん冷静に考えてみることを繰り返しおすすめしてきました。**さらにおすすめしたいのが、時には自分好みでない情報や別の角度からの視点をもつ情報、そして反対のことを言っている情報についても、意識的に調べてみることです。**

このような取り組みは、医学の世界でエビデンス・レベル（根拠の妥当性）の最上位として重視されている「系統的（システマティック）レビュー」（132ページ参照）にあたります。私

たちは知りたいことがあるときや、疑問をもったときに情報を調べるわけですが、例えばなんらかの新しい治療法が本当にこれまでの治療法に比べて効果があるのかを知りたいときには、「新しい治療法がよい」という結果を示した研究論文を見つけて、それで満足していてはいけないのです。よく調べてみると、「新しい治療は、これまでの治療以上の効果はない」ということを示した、より多くの患者さんを対象にして、きちんと行われた研究の論文があるかもしれません（それも複数！）。

自分の希望している、自分に都合のよい情報だけを集めて判断するのではなく、自分の知りたい疑問に答えてくれる情報を偏りなく集めて、その内容を慎重にチェックし、全体として何が言えそうかを見極めていくのが系統的レビューです。医療の世界で大切な情報源として重視されている「診療ガイドライン」（159ページ参照）の作成でも、系統的レビューは欠かせない方法となっています。

系統的レビューは、決して医療の専門家のためだけのものではありません。その考え方やエッセンスは、医療者ではない方々の、健康や医療に関する情報との付き合い方にもきっと役立つに違いありません。

ニセ医療情報は、なぜSNSで拡散しやすいのか

あらゆる立場の人から、事実かどうかの区別なく発信される

ブログやSNSの発達で、いくつかのスキルを身につければ、よく言えば誰でも――少し言い方を変えると、誰彼かまわず――さまざまな情報を発信できるようになりました。これは、2000年代半ばの〝Web2.0〟の時代からです。匿名性もあって、発信内容の信頼性というハードルは残念ながらかなり下がり気味です。

以前は健康や医療に関する情報を発信するのは、専門家の役目でした。しかし近年は、患者さんが、自分の体験談・闘病記録や、自分が知り得た病気に関する情報をブログなどで公開し、多くの人と共有している例も珍しくありません。これは、患者さん目線の情報が広がるという意味では素晴らしいことで、以前は孤立していたかもしれない患者さん同士のつながりも可能となるなど、メリットは大いにあります。しかし一方で、**専門家の確**

認を経ずに医療情報が発信されるという意味では、気をつけなければならないこともあります。その情報が患者さん個人の体験であることは確かであっても、一般論として受け取ってよいかどうかは別問題です。

ある人から流された情報が仮に誤っていたとしても、どんどん流れていってしまえば元をたどることは難しく、書いた本人にしてもただ自分のことを書いただけで、書いた内容に責任があるなどとはなかなか思い至りません。もちろん、ブログにしろSNSにしろ、表現の自由はあるわけですし、「シェア」「リツイート」なども一種の自己表現ではあるので、それ自体は問題ありません。しかし、表現したり発信したりする以上、その情報には不特定多数の「受け手」が存在することと、受け手への影響を意識していないと、発信者自身が大きなトラブルに巻き込まれる危険もありえます。

SNSでは、多くの人の目や気を引いて「いいね」ボタンをたくさん押してもらいたいという、発信者の自己承認欲求により、内容が過剰で過激になりがちといわれます。また、ネットの先に数えきれない不特定多数の人間がいると知っているのに、実際には誰も見えていないので、自制のきかない不用意な発信をしてしまうこともネットでの発信の怖さです。

インパクトの強い情報は拡散されやすい

リスク認知のバイアスをご存知でしょうか。人は、起こる確率が非常にまれであっても、その被害が大きいようなもの（災害など）に対しては過大評価してしまう、というものです。特にSNSでは、インパクトの強い情報を短い字数で提供するうえに、ショッキングな画像や動画がついていることが多く、目を引きやすい、感情を揺さぶられやすい傾向にあります。**マスメディアで取り上げられる情報も、印象がセンセーショナルであればあるほど、人は影響を受けやすいものです。**

2020年初頭、新型コロナウイルス感染症が世界で流行し始めた当初、「トイレットペーパーが買い占められ、店頭からなくなっている」というニュースとともに、すっかり空になった商品棚が映像で流され、さらに買い占めに拍車を駆けたことがありました。実際は、このニュースが伝えようとしていた内容は「トイレットペーパーは十分に在庫があるので、買い占めなくて大丈夫」ということだったのですが、正反対のメッセージが伝わってしまい、SNSでも「近所のスーパーも空です！」という報告が次々に上がって、さらにパニックをあおってしまう結果となりました。**人の心理状態というのは、かくも簡単に**

情報に左右されてしまうという見本のような例でした。人の、いや私たち自身のそのような傾向を意識しておくことも、情報に振り回されたり、自分自身が危険な発信者になったりするのを防ぐための手だての1つとなるでしょう。

虚偽のニュースのほうが、正しいニュースよりも速く拡散しやすい

世界的に定評のある総合科学誌「Science」に2018年、興味深い研究成果が報告されました。300万人のTwitterユーザーの間でやりとりされた約12万6000件のニュースを分析した結果、虚偽（フェイク）のニュースは正しいニュースよりも速く、広く拡散することが判明したのです（注18）。その研究では、**虚偽のニュースの拡散が1500人以上に到達するのに要した時間は、正しいニュースの拡散の6分の1、さらに虚偽のニュースがリツイートされる見込みは、正しいニュースより70％高い**ことも報告しています（出典11）。

Science誌と双璧をなすNature誌もこの研究の結果に関心を示しつつ、「大半の人は適切な情報源からの正確な情報を得ていることもわかっている」ため、「Twitter上のフェイクニュースを巡るパニック」への過剰な対応をいさめる研究者の言葉を紹介しています（出

典12)。とても興味深い報告ですが、分析の対象期間は2006〜17年ですので、当時の主な世界的関心はドナルド・トランプ候補の登場した2016年の米国大統領選挙でした。さらに熾烈を極めた2020年の米国大統領選挙や、新型コロナを巡るニュースは含まれていません。状況は大きく変わり続けており、今、そしてこれからSNSがどのように社会に影響を与えていくか、油断せず慎重に見ていくことが必要でしょう。

単純で「飲みやすい」情報こそ、鵜呑みにしない

さて、国内の身近な例に戻って、SNSについてもう少し考えてみましょう。ニセの健康・医療情報、さらに言えば明らかなデマがネット、特にSNSで拡散される背景として、「鵜呑み」「反射」「不安」「善意」という視点を挙げてみたいと思います。

89ページでお伝えした通り、SNSでは似た価値観の人の輪のなかにいる状態となっている可能性があるため、共感できる情報がたくさん流れてきます。しかも、友人・知人や、好きな芸能人などから発信・シェアされた情報であれば、なおさらそれを信じてしまいがちです。誰からの情報であっても、まずは冷静に受け止め、それが本当のことなのか、立ち止まって考えてみることが大切です。

私たちは日々たくさんの情報にさらされているため、それを受け取り続けることに慣れてしまっています。ちょっと「おや？」と思っても、すぐに画面をスクロールしてしまい、立ち止まって考えたり調べたりすることは少ないのではないでしょうか。難しい内容が並んでいる記事よりも、短い言葉で書かれてあるSNS投稿をサッと見るほうが楽ですし、簡潔に整理されているような〝まとめサイト〟を見ると、すべてわかった気になってしまうこともあります。ある広告代理店の知人の言葉を借りれば、「噛む必要のある情報より飲める情報」が好まれます。しかし、健康や特に医療にかかわる正しい情報は、残念ながら、そのほとんどが「飲みやすい」ものではありません。その理由は大きく2つあります。

1つは、正しく情報を理解するためには、身体のつくりや働き、病気の原因、そしてカタカナ書きの薬の名前のように、必要となる知識が多いからです。難しい言葉がいくつも並ぶと、「もう勘弁」となる人もいれば、逆に目くらましにかかったように「自分の理解を超えたありがたい話」と引き寄せられてしまう人もいるでしょう。

もう1つは、人間にかかわる健康や医療の情報に「絶対はない」からです。人間を相手にした科学の世界では、「よい薬なのに効かない人も結構いる」といったことは不思議ではありません。しかし、〝100％の保証〟を期待してしまう心情から、「結局よいのか、よくないのかわからない」といった宙ぶらりんな気持ちになってしまい、受け入れがたい人が多いのです。

ですので、健康や医療の「飲みやすい」情報は、受け入れられやすい反面、人間の科学の見方からすると、どうしても「言い過ぎ」や「一面的」になりやすい傾向にあります。**「飲みやすい」情報を見たら、本当にそんなに単純なのか、せめてよい点・よくない点（薬であれば効果と副作用）の両面で見るとどうだろうか、という気持ちで、慎重に接することをおすすめします。**

SNSの健康・医療情報に惑わされない「スルー・スキル」を

SNSの発展、特に2006年のTwitterの誕生とともに、「情報を受け取ったら、すぐ発信」が、すっかり当たり前の習慣になってしまった方々も少なくないでしょう。情報を発信することは、情報を受信することと同じか、もしかしたらそれ以上に、人間の強い欲求なのかもしれません。SNSによって、人間は一瞬で情報の受信者から発信者に姿を変えることができるようになりました。さらに、受け取った情報を「そのまま」流せば、最も手軽に発信者になれます。しかし、吟味や咀嚼《そしゃく》などをしない、いわば大脳の働きを通さない「反射的な発信」には、さまざまな問題が伴います。

普段の生活で、私たちが情報を強く求めるのは、例えば何かに不安をもっていて、心が不安定なときです。こういうときは、いつもよりもだまされやすく、情報への反応が過敏になりがちです。そして、不安という気持ちの裏表で、よいものを見つけた（と思った）ときも、心に隙ができるので要注意です。

12ページで紹介した「新型コロナはお湯で予防できる」というデマの流行のように、健康・医療情報であるがゆえに「この情報が誰かの助けになるかもしれない」といったある種の善意から、拡散に協力してしまうことも少なくないでしょう。しかし、逆に誰かの命にかかわるかもしれないことを意識しておく必要があります。

情報の真実性や正確性を検証する取り組みは〝ファクトチェック（Fact Check）〟と呼ばれ、2017年前後から世界的に関心が高まってきています。国内では2017年から特定非営利活動法人ファクトチェック・イニシアティブ（FIJ）が、健康・医療に限らず、メディアとも連携して、ファクトチェック活動を進めています（https://fij.info/）。

とはいえ、情報の出どころや内容の正しさを確認するのは困難なことも多いのが現実です。そのようなとき、まずは、

①知人に相談する

②ひと呼吸してからもう一度考える

ことをおすすめします。そのようにして心の態勢を立て直し、大脳を使って情報を吟味することを心がければ、不要な情報や、嘘《うそ》や悪意を含む情報を、より上手に「見過ごす（スルーする）」ことが可能になるでしょう。19世紀の米国の心理学者・哲学者であるウィリアム・ジェイムズは、「賢くある秘訣《ひけつ》は何を見過ごしてよいか知ることである（The art of being wise is the art of knowing what to overlook）」という言葉を残しています。

一人一人が、いくつかの情報をチェックして賢く見過ごす「スルー・スキル」を身につければ、怪しい情報が広まることを少なからず防ぐことができるでしょう。

注18　この研究では、6つのファクトチェック機関に照らしてニュースの真偽を確認していました。

ネットの情報に惑わされないために確認すべきこと

誤った情報に振り回されてしまうとき

２０２０年から感染が広がった新型コロナにより、人々の生活は一変しました。ウイルス自体のパンデミックと同じか、もしかしたらそれ以上に人間や社会の脅威となったのは、残念ながら情報による社会の混乱、「インフォデミック」（４ページ参照）です。もちろん、この言葉が生まれる前から、デマやフェイクニュースは大きな社会問題として関心をもたれてきました。インフォデミックの一歩内側を見てみると、不正確な情報には２つのタイプがあるとされています。

１つが誤情報（misinformation）で、これは「（シンプルに）正しくない情報」を意味します。もう１つの（虚）偽情報（disinformation）は「意図的に広められる正しくない情報」の意味で、戦争で相手のかく乱を目的に用いられたりするものです。もとは誤情報でも、世の中を混乱させようといった、あえて言えば悪意をもった目的で広げれば、偽情報になるわけです。ここでは、誤情報も偽情報に変わる危険をはらんでいることを頭に置きつつ、誤情報を中心にお話を進めていきましょう。

「パルスオキシメーターで新型コロナ感染の有無がわかる」という誤情報がSNSで拡散したのは、2020年の春ごろでした。パルスオキシメーターとは、指にはさみ、皮膚を通して血中酸素濃度と脈拍数を測定する装置です。血中酸素濃度が低下していると新型コロナにかかっている可能性が高く、「早期発見に有効な装置」として、その存在が一躍脚光を浴びました。しかし、この情報は誤りでした。

肺炎を発症すると血中酸素濃度が下がるため、医療機関で新型コロナ感染者の経過観察にパルスオキシメーターが使用されていたことは事実です。とはいえ、感染の初期ではその数値に異常が出ることはありません。一般の人がこれで計測して感染の有無を判断しようというのは、大変危険です。

ところが、この誤情報の拡散の結果、一般の人がこぞってパルスオキシメーターを購入し、本当に必要な医療機関や介護施設などで不足する事態を招きました(出典13)。当時はマスクや体温計、消毒用アルコールなども不足し、多くの人が、その情報の真偽を確かめる前に「早くパルスオキシメーターを買わないと!」という心理状態になっていたのでしょう。

これは、新型コロナという未知の危機に遭遇し、人々が恐怖と不安に包まれていたから起こったことです。2021年8月現在、「ワクチン」「変異株」「後遺症」などの情報が錯綜《さくそう》していて、まだこのようなことは起こるに違いありません。コロナ禍《か》をなんとか乗り越えたとしても、また別の未知の危機が訪れれば、私たちは同じことを繰り返すでしょう。**このようなときでも、先ほどお話ししたように「①知人に相談する、②ひと呼吸してからもう一度考える」ことをしたうえで、情報をすべて真に受けるのではなく、時には「見過ごす」ようにしましょう。**これは誤った情報から、わが身を守るために重要なことです。

まずは公的機関などのサイトを見よう

ネット上に次々に出てくる情報を見極めようとしていると、一体どれなら信頼できるのかがわからなくなってしまいます。そんなときは、**まずはURL（サイトのアドレス）の末尾を確認**してください。末尾が

- **政府機関**（**go.jp** や **gov** など）
- **自治体**（**tokyo.lg.jp** や **kyoto.lg.jp** など）

・大学・研究機関（ac.jp）

になっているサイトには、その分野における第一線の専門家の意見を踏まえ、多くの関係者が「広く一般の人に知らせてよい内容」と判断した情報が掲載されています。

しかし、このSNS隆盛の時代、「情報が官公庁や自治体、専門機関のサイトに反映されるのが遅い」と感じている人も少なくありません。特に最近の新型コロナ関連の情報について、人々が求めるスピードに自治体が追いついていくことは非常に難しいのが実情でしょう。自治体の担当者はさまざまな対応に時間をとられ、状況をまとめてサイトに反映するには困難があると想像できます。とはいえ情報を待っている立場からすると、しびれを切らしてしまうでしょう。

このように、情報の「速報性」と「正確さ」のバランスも、なかなか悩ましいところではあります。もちろん、両方が備わっていることが最善ですが、**速報性が最優先となり、誤情報や偽情報が含まれる「速い情報」が市民権を得てしまうのはとても危険です。**研究者によって練り込まれた後、査読《さどく》（執筆者以外のその分野の専門家による評価）を経て仕上がった学術論文ですら、後から誤りが指摘されて取り下げられることもあるのですから、いわんや「速い情報」をや、なのです。

ネット情報の信頼性を確認するにはここをチェック！

ネットの情報については、「まず疑ってかかる」くらいがちょうどよいでしょう。情報の発信者のほうがネットの特性を熟知し、自分に都合のよい情報をどうにか見てもらおうと、受け手の私たちを操ろうとしている場合も少なくありません。

では、情報のどこをどのように見れば、その情報が確からしいと判断する手がかりになるのでしょうか。まず、次の3点には常にチェックが必要です。

基本チェックポイント① どこが出している情報か？

「このサイトについて」「運営元」などのページを確認し、サイト運営者の名前や連絡先を見ましょう。個人や特定の企業の情報には、偏りや誤りがある場合があります。前述の通り、官公庁や自治体、大学病院などの医療機関、あるいは大きな学会などの大規模な組織の情報のほうが信頼性が高いと言えます。

個人のブログなどは、「こんな人もいるんだな」というくらいの気持ちで接すれば、役立つことも少なくないでしょう（注19）。

基本チェックポイント② いつの情報か？

その記事がいつ書かれたのかを確認することも重要です。ページ内に日付がなければいつの時点の情報かわかりませんし、日付があっても古い情報では、情報が出された当時と状況が変わっている可能性があります。特に新型コロナを巡っては、いろいろな状況や情報が短期間に大きく変化し、ＳＮＳで情報源の日付がないものが流れてくると、正しい情報なのかどうか判断がつかないことが多くあります。

食べ物や飲み物を買うときには、賞味期限を確認している人が多いのではないでしょうか。情報にも賞味期限があることを、どうぞお忘れなく。

基本チェックポイント③ 情報源はどこか？

そのサイトが、事実（らしきもの）を報告しているのであれ、個人の意見が述べられているのであれ、その内容にかかわる根拠となる情報源、出典などの引用元が明記されていることが大切です。引用が少ないサイトは、それだけで誤情報と決めつけることはできませんが、参考にする優先順位はかなり低くするのがよいでしょう。

ただ、「情報源が引用されていたらそれでＯＫ」というわけではありません。②でお伝えした通り、情報源が古ければ、賞味期限切れの情報の可能性が高くなります。サイト自体の作成・更新時期がわからなくても、引用された情報源にはその発表年月が記されているので、情報の古さ・新しさをある程度知ることができるでしょう。その意味でも、引用文献が1つも挙げられていないサイトとの付き合い方には、どうぞ十分ご注意ください。

これら3つをクリアできていると感じたら、第1章で紹介した「8つの掟《おきて》」に照らして、客観的な裏付けのある情報かどうかを確認してみましょう。さらに、複数の情報を比較検討して総合的に判断することも重要です。次ページでご紹介する、一般社団法人日本インターネット医療協議会（Japan Internet Medical Association：ＪＩＭＡ）の「インターネット上の医療情報の利用の手引き」も手がかりになります。

注19　ブログなどで情報を発信している方は、自由に自分の考えを述べるのに加えて、その裏付けとなる公的サイトの引用を示しておくと、自分のサイトを見てくれる人にも役立ちますし、その人たちから「この人のサイトは情報源をきちんと示していて信頼できる！」と高評価を得ることもできるでしょう。

インターネット上の医療情報の利用の手引き

どんな情報を利用するか…質の高い情報を利用する

① 情報提供の主体が明確なサイトの情報を利用する
② 営利性のない情報を利用する
③ 客観的な裏付けがある科学的な情報を利用する
④ 公共の医療機関、公的研究機関により提供される医療情報を主に利用する
⑤ 常に新しい情報を利用する
⑥ 複数の情報源を比較検討する

どう利用するか…情報利用は自己責任で

⑦ 情報の利用は自己責任が原則
⑧ 疑問があれば、専門家のアドバイスを求める

情報利用の結果は…自ら検証する気持ちで、よりよい情報共有を

⑨ 情報利用の結果を冷静に評価する
⑩ トラブルに遭った時は、専門家に相談する

出典：日本インターネット医療協議会（https://www.jima.or.jp/riyoutebiki.html）

健康・医療系のウェブサイトを見極めるにはここを見よ！

クリニックなどのサイトではここを見よ！

日本では以前、クリニックなどのサイトに虚偽や誇張が多く、トラブルが絶えなかったため、2018年に厚生労働省により「医療広告ガイドライン（医業若しくは歯科医業又は病院若しくは診療所に関する広告等に関する指針）」が定められました。これにより、チラシや看板と同様に、医療機関のサイトも法的規制の対象となりましたが、残念ながら医療機関の情報がすべて信頼できるとはいえません。

前に述べたJIMAでは、ネットで情報やサービスを提供する際の自主的な基準として「eヘルス倫理コード」を策定しています。健康・医療関連のサイトについて、医療広告ガイドラインの遵守《じゅんしゅ》はもちろん、コンテンツの作成に不正な手法を使っていないか、必要な情報をきちんと開示しているかなど、さまざまな観点で審査し、基準が守られているサイトには認証（トラストマーク）を付与しています。認証を受けたサイトは個人クリニックを中心に年々増えており、2021年7月時点で2190件です（注20）。

ただし、**あくまで認証は、サイト上に示されたコンテンツなどが「eヘルス倫理コード」の基準を満たしていることを示しているだけで、実際の診療内容までを保証するものではありません。**ここはとても大切なところですので、認証されたサイトを見るときには頭の隅に置いておきましょう。

また、自由診療を行っている医療機関には、特に注意が必要です。自由診療とは、美容整形や歯列矯正、インプラント、レーシック（視力回復手術）、民間療法など公的医療保険の適用外の医療のことです。最近では細胞治療、免疫療法、再生療法といった、その効果や害が十分検討されていないような新しい治療法も自由診療で提供されることも少なくありません。治療費は患者の全額負担となるうえに、各医療機関で独自に価格が設定できるため、1回あたり100万円単位の費用がかかることもあります。

医療広告ガイドラインが制定され、以前よりは減ったものの、「サイト上では格安料金が提示されていたのに、全施術後に高額請求された」などのトラブルが発生しています。また、「有効ではなかった」といったレベルではなく、明らかな「事故」が起こってしまうことも少なくなく、消費生活センターなどへの相談は後を絶ちません。自由診療について不安があれば、全国の消費生活センターに寄せられた苦情や問い合わせが集約されている国民生活センターのサイト（注21）で、関連情報を探しましょう。

製薬企業や医療機器企業のサイトではここを見よ！

製薬企業は、社会からの大きな期待と、その反動として時に大きな不信の両方を寄せられる存在と言えるかもしれません。期待とは言うまでもなく、治療法のない病気に対する新薬や、新型コロナでも改めて注目されたように、予防法としてのワクチンの開発です。不信とは、薬の副作用やその対策、一部の有力な医学研究者との（経済的な）不適切な関係などに対するものでしょう。この両方の視線を受けていくことは、製薬企業の宿命とも言えるでしょう。

しかし、多様な批判を受けるなかで、情報公開をはじめとして法や制度などさまざまなルールが整備され、各企業も厳しく対応しています。医療機器に関しても、扱っている商品のレベルに応じて、法的に製薬企業に準じた高いハードルが設定されています。

残念ながら――と言うか、当然ながらと言うべきか――それぞれの製薬企業のサイトには、競合他社の製品の情報は掲載されていません。日本ではどの業種でも比較広告自体が限定的ですし、根拠となる臨床試験は、プラセボ（偽薬）や従来の標準薬と新薬を比べるもので、競合する新薬同士を直接対決させるものではありません。家電製品や日用品、自動車やホテルであれば、利用者の希望に合った複数の候補を並べて、それぞれの長所・短所を比較できるサイトで判断する……となるのですが、医療での治療法のよしあしの判断は一筋縄ではいかないことは、これまでにお話ししてきた通りです。

製薬・医療機器企業全体で見れば、自社製品に関する病気や医療の状況について専門的で高度な知識と経験をもっており、それらのサイトの情報の信頼度は他業種に比べたら高いと言えるのではないでしょうか。ただし、薬や医療機器の副作用やトラブルといったデメリットに関する情報は、何回かクリックしてようやくたどり着けるところに掲載されている場合があるので、注意してサイトの奥のほうまで進んでいくことをおすすめします。

114～115ページでは、健康・医療に関する一般の人向けの情報が掲載されている、公的機関や非営利団体の運営する主なサイトを紹介しています。

注20　一般社団法人日本インターネット医療協議会（JIMA）「トラストマーク付与サイト検索」
https://www.jima.or.jp/trust_program/search.html

注21　独立行政法人国民生活センター「身近な消費者トラブルQ&A」
http://www.kokusen.go.jp/t_box/t_box-faq.html

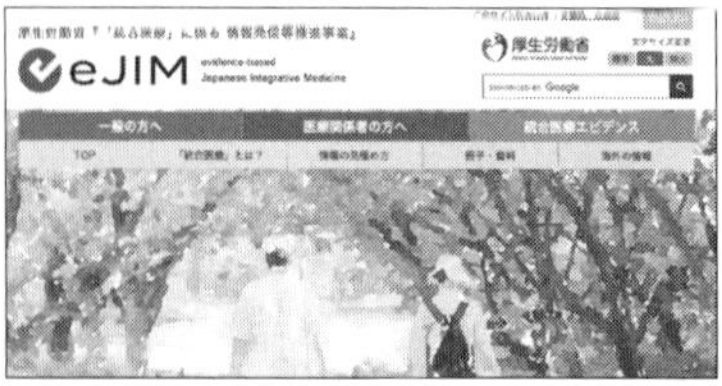
eJIM
厚生労働省

「統合医療」に係る情報発信等推進事業 eJIM
（厚生労働省）

近代西洋医学と相補（補完）・代替療法や伝統医学などとを組み合わせて行う「統合医療」療法について、信頼できる、正しい情報をわかりやすく紹介している。

URL https://www.ejim.ncgg.go.jp/public/index.html

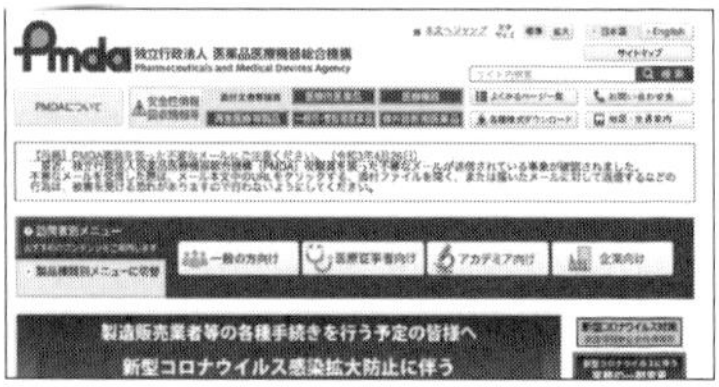

独立行政法人医薬品医療機器総合機構（PMDA）
（独立行政法人医薬品医療機器総合機構）

薬やワクチン、医療機器についての安全性や副作用の情報のほか、正しい使用方法などを掲載。「患者向医薬品ガイド」では、使用中の薬の効果や副作用、使用中の注意などがまとめられている。

URL https://www.pmda.go.jp/index.html

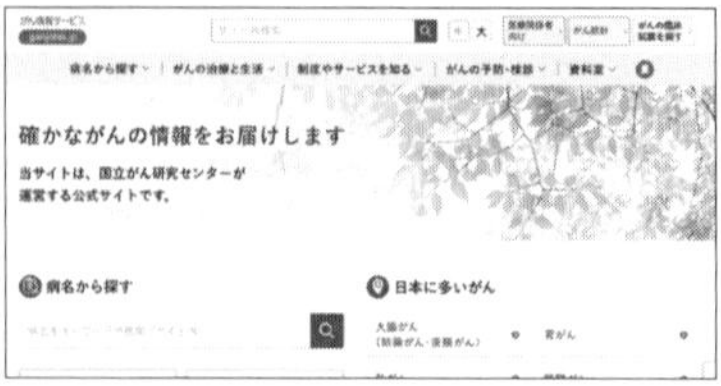
確かながんの情報をお届けします
当サイトは、国立がん研究センターが
運営する公式サイトです。
病名から探す
日本に多いがん

国立がん研究センター がん情報サービス
（国立研究開発法人国立がん研究センター）

がんの診断・治療についての解説や予防法をはじめ、がんに関するさまざまな情報を提供。患者・家族・市民のための「確かな」「わかりやすい」「役に立つ」がんの情報がまとめられている。

URL https://ganjoho.jp/public/index.html

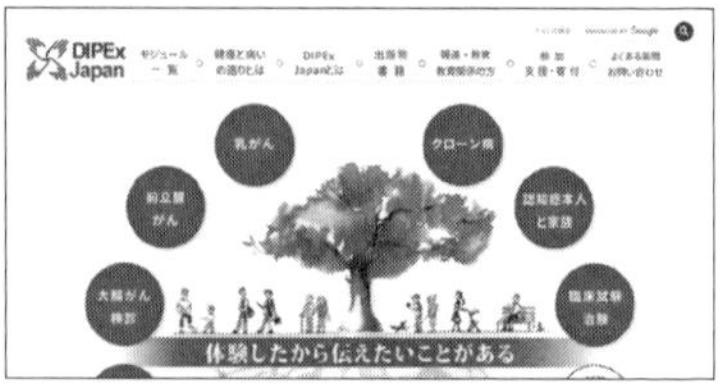

ディペックス・ジャパン
（認定特定非営利活動法人健康と病いの語りディペックス・ジャパン）

病気になった人の体験談や専門医の解説を、動画・音声、文字データなどでまとめている。その病気の診断を受けた人や家族・友人が必要とする情報を提供し、心の支えにつながることを目的としている。

URL https://www.dipex-j.org/

■ 公的機関や非営利団体の運営する、健康・医療に関する主なウェブサイト

（2021 年 8 月現在の情報です）

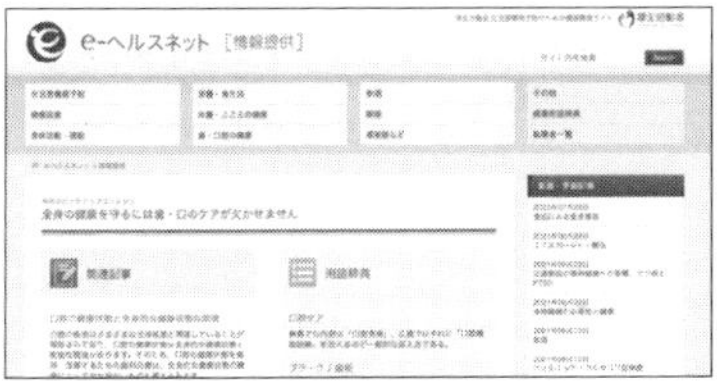

e-ヘルスネット
（厚生労働省）

各分野の専門家が生活習慣に関連する病気や生活習慣を改善するヒントとなる情報を解説。国の健康施策や専門用語の解説なども掲載している。

URL https://www.e-healthnet.mhlw.go.jp/

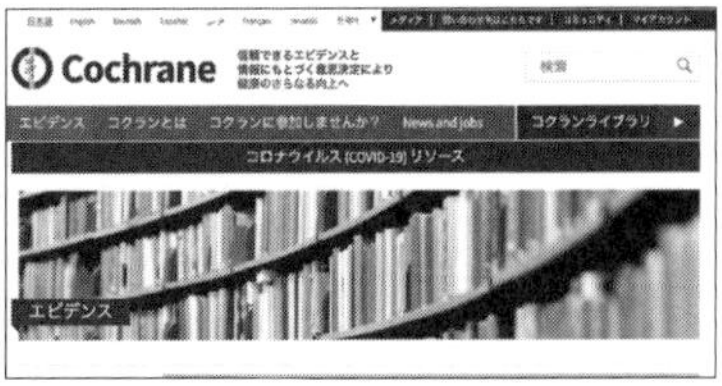

コクランジャパン
（特定非営利活動法人日本コクランセンター）

健康・医療情報に関する系統的レビューの結果をまとめる国際共同組織「コクラン」の日本センターによるサイト。コクランの成果の一部をまとめた「平易な要約」が日本語訳されている。

URL https://www.cochrane.org/ja/evidence

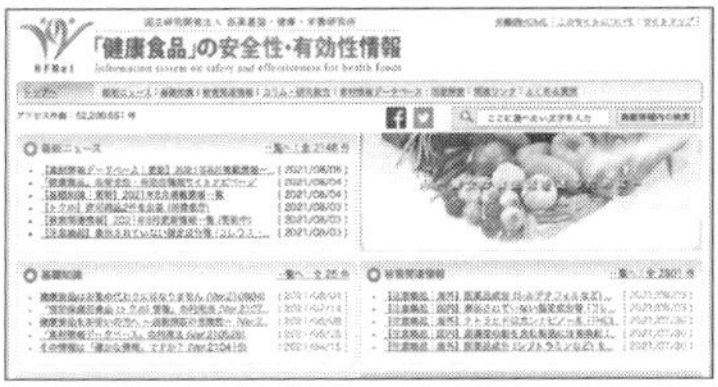

「健康食品」の安全性・有効性情報
（国立研究開発法人医薬基盤・健康・栄養研究所）

食品や食品成分に関する正しい情報を提供。健全な食生活の推進や「健康食品」が関連した健康被害の防止などに益となる情報を掲載している。

URL https://hfnet.nibiohn.go.jp/

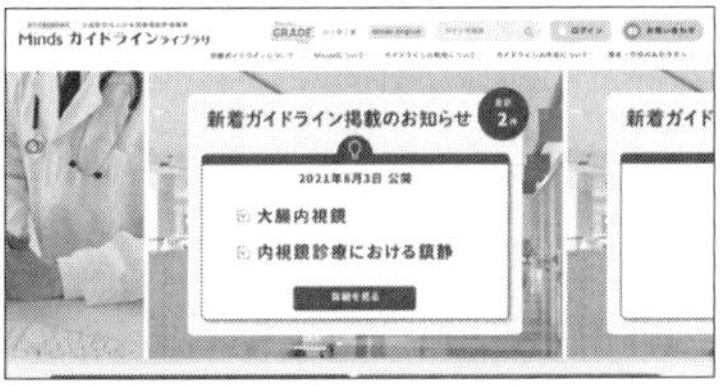

Mindsガイドラインライブラリ
（公益財団法人日本医療機能評価機構）

「厚生労働省委託事業（EBM［根拠に基づく医療］普及推進事業）」として、診療ガイドラインや一般向けの病気解説がデータベース化されている。一般向けの解説は「ガイドライン解説を探す」から探すことができる。

URL https://minds.jcqhc.or.jp/

テレビの健康情報番組は信頼できる？

「メディアはすべて構成されたものである」

日ごろ、健康・医療に関する情報をネット検索やＳＮＳなどから得ているという人以外に、テレビなどの放送メディアから得ている人も多いでしょう。

メディアの領域における情報との付き合い方はメディアリテラシーと呼ばれ、その第１条とも言えるのが「メディアはすべて構成されたものである」という言葉です。私自身、若いころにはその意味がよくわかりませんでした。「マスメディア、特にテレビや新聞のような伝統的な大メディアは、中立で客観的な報道をしている」と疑いなく信じていたからです。

では、ここで質問です。「あなたはテレビの健康情報番組やワイドショーの情報を、何％くらい信じていますか？」。

このように改めて質問されると、「う〜ん、どれくらいかなあ？　考えたことがなかった」という人も多いかもしれません。

総務省が2020年5月に行った「新型コロナウイルス感染症に関する情報流通調査」では、「新型コロナウイルスに関する情報を見たり聞いたりした手段、情報を知りたいと思った際に利用する信用できる情報源やメディア・サービス」を比較した場合、相対的な傾向として、

- **放送メディアは利用度・信頼度が共に高い**
- **政府の情報は、利用度はそれほど高くないが、信頼度は高い**
- **ニュース系アプリ・サイトは、利用度は高いが信頼度はそれほど高くない**
- **SNSは利用度・信頼度、いずれも低い**

という結果が見られたということです。

これからもわかる通り、ネット情報よりはテレビなどの放送メディアを信頼している人のほうが多いようです。しかし、これまで本書で述べてきたように、たとえテレビであっても、というより**テレビだからこそ、その情報をそのまま鵜呑みにしてしまうことは危険**ということを繰り返しお伝えしたいと思います。

極端な行動に出てしまう数%の人たち

朝のテレビの健康情報番組で「○○（ある食材）が体にいい！」と紹介されるや否や、スーパーマーケットからその食材が一斉に消えてしまうといったことが起こるように、なんでも極端なことをしてしまう人たちは、数%程度かもしれませんが必ずいるものです。

例えば、「糖質制限食がいい」と聞くと糖質をゼロにしようと考える人、「塩分制限が必要だ」と医師に言われると塩分をゼロにしようとする人……。糖質もナトリウムもある程度は体に必要なもので、ゼロにすればいいというわけではありません。しかし、糖質を悪者扱いするような風潮が一部の若いお母さんやお父さんに広がって、小さな子どもに糖質を与えないようにしているなどという話を聞くことがあります。医学的には、脳の大切な栄養源は糖質とされています。お母さんやお父さんがよかれと信じてやっていることは確かですが、そのような子どもがどうなってしまうのか、もう数年したらわかってくるかもしれません。正直、心配な気持ちです。

「悪いならやめよう」というのは、とてもわかりやすいメッセージです。そして少しでも「悪い」と聞けば、それをとことん排除したくなる心理が働くのも、不思議ではありません。しかし、人間の体は程よいバランスの上で、うまく働いていることも確かなのです。**健康や医療に関しては、「極端」は決して美徳とは限りません。それは命を短くする危険につながることもありえます。**日本語には「よい塩梅《あんばい》」という昔からの言葉があります。程よいこと、バランスのよいことは、人間が少しでも心地よく生きていくためのキーワードの1つでしょう。よい・悪いといった、色分けのわかりやす過ぎる情報に振り回されず、自分自身の「よい塩梅」を大切にしていただければと思います。

流れていく情報だからこそ慎重に判断を

テレビ放送の合間に流れる健康情報番組などのコマーシャルでは、「今までの常識は間違っていた！」「これが新常識！」「間違いだらけの○○○」などの大げさなあおり文句で、視聴者の関心と不安を上手に引き出して、視聴を促すことが多いものです。

さらに番組側では、その情報の信頼性を高めようと、ベストセラーの著書をもつような、ちまたで有名な専門家や大学の先生に出演を依頼します。**その有名な先生が解説をした後、出演者たち**（有名なタレントさんたち）**が「なるほど！」「それは知らなかった」「今日、それを知ることができてよかった」など、深く納得するような映像が流されると、それを見**

た普通の人たちは当然のようにそれを信じてしまいます。

民放のテレビだけではありません。２０１７年２月22日に放送されたＮＨＫの人気番組『ガッテン！』では、ある種の睡眠薬が糖尿病の治療に直接役立つかのように受け取れる表現で誤解を与えたとして、専門家から批判されました。そして１週間後の同番組の冒頭で、アナウンサーが３分間かけて誤りを説明し、謝罪したのです。マスメディアが健康や医療の情報を扱う際には、「面白さ」や「わかりやすさ」、視聴者の「見てよかった感」を高めようと演出するわけですが、その難しさが浮き彫りにされた出来事でした。

このように「謝罪」が公になれば、視聴者側にこの情報が誤りだったとはっきりわかりますが、そうでなければ、ほとんどの情報は流されておしまいです。「放送倫理・番組向上機構（ＢＰＯ）」という機関が、しばしば放送倫理検証委員会を立ち上げ、問題を検証後に「重大な放送倫理違反があった」と判断を下すことがありますが、これはまれです。たいていは、そのとき限りの情報として、視聴者の前を流れていきます。

テレビの健康・医療特集はエンターテインメントとして付き合う

私も年を取って、マスメディアのことが若いころよりも見えるようになってくると、「メディアはすべて構成されたものである」ということが実感をもってわかるようになりました。「構成」というのは、メディアをつくっている立場の人たちが、自分たちの考えや主張に、視聴者をうまく誘導していくためのさまざまな工夫や演出です。そして、その内容は「すべて正しい」でもなく「すべて誤り」でもない、とても巧みな形で構成されています。「正しいことも言っている」から「全部正しい」とは言えず、「誤っている部分がある」から「全部誤り」とも決めつけられません。

生け花の世界では、「虚実等分」という言葉があります。自然のままの花を使う「実」と、枝葉を落として形を整える「虚」を折り合わせていくのが「生け花」ということです。テレビもそれと同じようなものと考えれば、（人をひどく傷つけない範囲で）「虚」があることを責めるのは、お門違いなのかもしれません。ただ、どうしても「正しさ」よりも「楽しさ」が優先されがちで、「虚」の部分が増えやすいことには注意が必要です。テレビを見る・見ないはもちろん視聴者の自由ですから、**健康・医療の情報番組を見るときにはエンターテインメントだと割り切って、情報の内容は「そういうこともあるかもね」程度にお付き合いする**ことをおすすめしたいと思います。

COLUMN

取材を受けた人の意見が真逆の報道に「構成」されてしまうこともある

新型コロナウイルス感染症を巡って、メディアでは医療従事者をはじめとするさまざまな専門家が、日々コメントを寄せたり、取材に答えていたりします。そのなかで、取材を受けた医師ご本人が「真逆の意見として見えるように放送された」と発言した出来事がありました。

ベルギーで臨床に携わっていた澁谷《しぶや》泰介《たいすけ》医師が、一時帰国中にテレビ朝日『グッド！モーニング』（2020年5月7日）のリモート取材を受けたのですが、同氏はその日にfacebookで次のような投稿をしています（一部抜粋）。

「（前略）その中でも、PCR検査に関してはこれから検査数をどんどん増やすべきだというコメントが欲しかったようで繰り返しコメントを求められましたが、私は今の段階でPCR検査をいたずらに増やそうとするのは得策ではないとその都度コメントさせていただきました。

確かに潤沢な検査をこなせる体制というのは本当に必要な方に対してはもちろん必要です。ただ、無作為な大規模検査は現場としては全く必要としていない事をコメントさせていただきましたが完全にカットされてしまいました。（※大規模検査が必要ない理由に関しては、調べていただければ感染症や公衆衛生の専門家の方々の意見などたくさん出てきます）

カットだけならまだいいのですが、僕がヨーロッパ帰りということで、欧州でのPCR検査は日本よりかなり多い（日本はかなり遅れている）といった論調のなかで僕のインタビュー映像が使用されて次のコメンテーターの方の映像に変わっていき、だからPCR検査を大至急増やすべきだ！というメッセージの一部として僕の映像が編集され真逆の意見として見えるように放送されてしまいとても悲しくなりました。（後略）」

これを受けて、5月12日の同番組ではメインキャスターによる番組からの報告とおわびがありましたが、スポンサーありきのメディアの世界では、このようなことは日常的に起こっていると考えられます。

私たちは、マスメディアから伝えられる情報に対して無防備と言っていいほど、見たまま、聞いたままのメッセージを受け入れてしまいがちです。「メディアはすべて構成されたものである」というメディアリテラシーの第1条が、重く問いかけてくることを感じる事例でした。

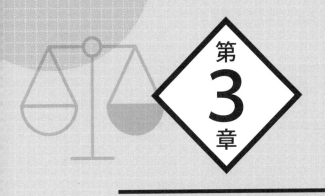

第3章

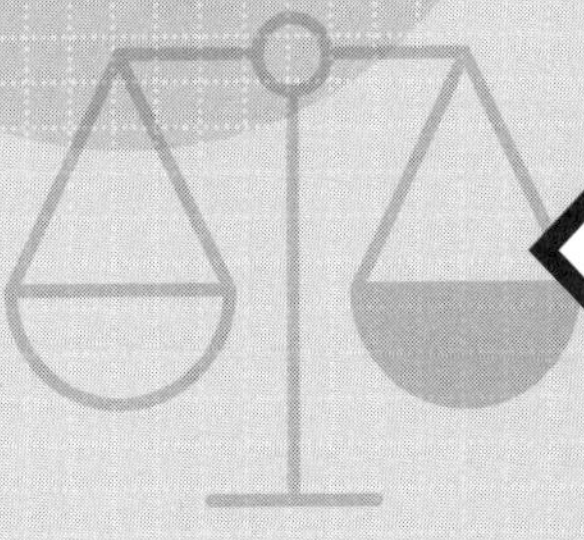

選んだ情報から「白黒つける」

——意思決定のポイント

根拠はどれも濃淡の違う「グレー」

根拠には「確かさ」の度合いがある

ここまで、質の高い健康・医療情報を見極めるために気をつけるべきポイントと、メディア情報と付き合ううえで注意するポイントを見てきました。情報に接したとき、まず目を向けるべきは「根拠があるのか？」そして「その根拠の突っ込みどころはどれくらいか、落とし穴はないか？」ということでした。しかし、突っ込みどころがゼロという根拠はほとんどありません。

そして、その根拠の突っ込みどころが限りなく少なかったとしても、健康や医療に関しては「１００％全員に効く」あるいは「絶対に効かない」といった、「白か黒か」というような根拠は、現実にはまずありません。

そのため、根拠は白でも黒でもなくグレーであり、そのグレーの度合いに濃淡があると考えるのが適切です。医学の世界では、グレーの濃淡を根拠の「確か（らし）さ」と表現します（確実性または不確実性ともいい、エビデンス・レベルとして広く知られています）。なお、「黒星」「ブラックリスト」など、黒＝よくないというイメージがありますが、ここでは黒に近いほうを「より確からしい」こととお考えください。

例えば国立がん研究センターでは、がんのリスクや予防にかかわる要因を、次の4段階で評価しています。これは、世界保健機関（WHO）の国際がん研究機関（IARC）による、物質の発がん性に関する根拠の確かさの考え方をもとにしたものです（出典14、15）。

①確実である　②ほぼ確実である　③可能性がある　④十分ではない

いちばん上の「確実である」にあたるものとしては、例えば「タバコを吸っていると肺がんのリスクが上がる」があります。全員にあてはまらなくとも、「タバコが肺がんのリスクを上げる」ことは多くの研究で証明されているため、「確実」とされています。

治療法の効果の「確かさ」を高めるには

では、治療法の根拠の「確かさ」について考えていきましょう。ある治療法が効くかどうかは、「患者さんにその治療を実施したら、よくなりました。だから効果あり！」という単純なものではありません。病気によっては、かぜのように自然によくなる場合もありますし、血圧や血糖値は自然に上がったり下がったりするので、測るタイミングによっても変わります。そのため、根拠の確かさを高めるには、「ほかの方法（何もしないことも含めて）と比べる」ことがとても大切になります。「効果があるか」ではなく、「何と比べて効果があるか」という考え方が重要なのです。

また、「患者さんその人本人」に効くかどうかは、本当は「やってみないとわからない」のです。長期的な治療が必要ながんや糖尿病、高血圧症などでは、「やってみないとわからない」と言われても困るので、その患者さんと同じような病気の患者さんを十分な人数集めて、疫学《えきがく》を用いた臨床研究を行うことになります。

実際に、ある薬が効くかどうかをどう確かめるか、基本的な考え方を紹介しましょう。まず、薬AかBをそれぞれ10人の患者さんに飲んでもらいました。すると、効いた人は薬Aで8人、薬Bで7人でした。さて、どちらの薬がより効きそうでしょうか。この結果からは薬Aのほうですね。しかし、これで自信をもって薬Aを選べるかというと、根拠としてはあまり強くなさそうです。なぜなら、10人ずつという少人数を調べただけでは、偶然の結果かもしれません。これでは根拠としては、いわばかなり薄いグレーで、薬Aが薬Bより効きそうだけれども、それが確かとは言えません。

次に、各100人の患者さんに飲んでもらったところ、効いた人は薬Aで80人、薬Bで70人でした。今度は薬Aのほうがよさそうな感じが強くなりました。そのデータで見られた差が、偶然かそうでないかを判断する手がかりとして、統計学における「検定」をしてみると、「その差は有意（有意差がある）」でした。つまり、「薬Aのほうがよいのは偶然とは言えなさそうだ」ということになり、このようなデータで初めて「薬Aは薬Bより効果がある」という確かな根拠となり、それに基づき自信をもって一般的に薬Aをすすめよう、という話になります。

ただ、お気づきでしょうが、よいはずの薬Aでも全員に効いたわけではなく20人には効いていませんし、劣っている薬Bでも大半の70人には効いているのです。少し不思議な気がしますね。それでも、薬Aのほうが薬Bより効く確率（割合）が統計的に有意に高いので、薬Aのほうが薬Bより効くことは確かと言えるわけです。

さらに大切なことは人数だけではありません。よい結果を示した薬Aを飲んだ患者さんが、元から薬Bの患者さんより体の状態がよい人だったら、薬Aの効果なのか、そもそも状態のよい人を集めていたのか区別ができません。ですので、薬Aと薬Bの効果をより科学的にきちんと調べるためには、それぞれを飲む人の状態を全体としてそろえて、偏りが生じないようにする必要があります。**こうした研究から得られた根拠はさらに不確かさが**

減って、「より濃いグレー」になったと言えるでしょう。

このように根拠には、グレーの度合いが濃いものも薄いものもあります。しかし、私たちはその情報をもとに白か黒かの意思決定――行動を起こすか起こさないかの選択――をすることが求められます。そのため、根拠は「グレーである」ときちんと認識し、いわば「グレーであることに耐える力を備える」ことが重要になります。

緊急の意思決定には根拠が必要でない場合もある

1850年代、ロンドンの一部地区で、強烈な下痢を伴う消化器疾患が発生し、爆発的に広まって多くの住民が亡くなりました。ジョン・スノウという公衆衛生医が発生源を調べたところ、地区の中心部に井戸を発見。この井戸水を飲んだことで病気になると考え、共同水道栓を外して井戸水の飲用を禁止しました。結果、患者さんの発生は急速に減り、事態を収束させることができました。その後、近代細菌学の父と呼ばれるロベルト・コッホが、コレラ菌という真の原因の解明にたどり着いたのは、30年も経ってからのことです。

この事件から得られる重要な教訓は、緊急の意思決定には、必ずしも確実性の高い、科学的に穴のない根拠が必要とは限らないということです。スノウは「井戸を封鎖する、その根拠は何か？」という問いに対して、「井戸水を飲んだ人がこの病気になり、命を落としていたから」と考えました。ここで、「なぜ井戸水が悪い？」と疑問をもって「真の原因の解明」を目指すのが医学研究の王道と思われてしまうのですが、その間に何もしなければ、犠牲者は増え続けてしまいます。これは現代の医学研究でも同様なのですが、真の原因は「目に見えないもの」という思い込みがあります。「心そこにあらざれば見れども見れず」という中国の諺《ことわざ》がありますが、「目の前で起こっていること」から原因を探り、対策につなげていくことも可能なのです。

新型コロナウイルス感染症の対策において、私たちも確かな根拠が乏しいなか、いろいろな意思決定を行わざるをえない状況を経験し続けてきました。政治においてもそのような場面が見られましたが、緊急時には根拠の科学的な確実性にかかわらず、意思決定をしなければならない場合もあります。

自分や家族の病気についても、情報を十分に検証できる時間的猶予がないまま、判断を下さなければならないときもあるでしょう。これは一見とても難しい、酷なことのように思えます。そのような場合にはどうすればいいのか、この後考えていきたいと思います。

根拠に基づく医療（ＥＢＭ）という考え方

根拠に基づく医療（ＥＢＭ）とは

ここまで皆さんと一緒に見てきたのは、「根拠に基づく医療（Evidence-based Medicine：ＥＢＭ）」の一端です。ＥＢＭは、１９９１年にカナダのガヤットという臨床疫学を専門とする医学研究者が提唱し、その後世界中に広がりました。ＥＢＭで重視される「根拠（エビデンス）」は、さまざまな科学的な根拠のなかでも、実際に多数の人間で有効性や安全性を確かめた疫学研究の成果です。こうした**「最善の根拠」**に**「臨床家の専門性（熟練、技能など）」**、**「患者さんの希望・価値観」**、**「患者さんの状態や置かれている環境」を考え合わせて意思決定を行おうとする取り組みが、ＥＢＭです。**その対象は医師から始まり、現在はすべての医療者・臨床家に広がっています。

ＥＢＭは、決して臨床家の経験に基づく専門性を否定するものでも、研究論文だけを頼りにするものでもありません（出典16）。ＥＢＭが登場する以前、医療の「根拠」は、実験室での研究や臨床医の経験が中心でした。しかし、理論的には効くはずの薬でも、実際の患者さんでは効果がないどころか、想定外の副作用（害）が多く起こってしまうこともあります。また、臨床医が自分の経験（だけ）で「必ず効く」と自信をもっている治療法が、実はそうでなかった場合もあります。

そこで、人間を対象とする疫学研究による「根拠」を活用することで、動物実験中心の医学研究や臨床医の経験主義とのバランスをとることを目指したのがＥＢＭです。ＥＢＭはよりよい医療、個々の患者さんにとっても最善となる医療を進める大きな手がかりとなりました（根拠が過大視され、患者さんの個別性への配慮が不十分な場合があったこと、その反省から求められている新たな方向性は162ページ以降でお話しします）。

根拠を得るための研究方法の違い

ＥＢＭの足場となる根拠を得るには、いろいろな研究方法があります。その方法によって、根拠の妥当性（注22）は133ページの表4のように異なります。

①系統的レビュー／メタ解析

一般的に、最も妥当性が高いとされるのが系統的（システマティック）レビューです。まず知りたい疑問を明確にして、それに答える研究論文を偏りなく集め、それらの質を評価し、質の高いものに絞り込んで、その結果をまとめる方法です。系統的レビューはＥＢＭとともに急速に発展しました。世界では「コクラン」という組織が拠点となっており、日本支部のウェブサイトでは多くの情報が日本語で提供されています（115ページ参照）。

薬Ａが薬Ｂに比べて本当に有効かどうかを知りたいとき、薬Ａ推進派は「薬Ａのほうが効いた」という論文ばかりを集めてきて、「薬Ａのほうが効くという根拠がある」と言いそうです（注23）。これでは正しい結論は出せません。系統的レビューでは、薬Ａ推進派には都合のよくない情報もきちんと調べ、公平で客観的な手順（つまり科学的な方法）で根拠をまとめていきます。こうして得られた根拠のまとめ（エビデンス総体と呼びます）ですから、バイアスが生じる危険（バイアスリスク）が少なく、妥当性が高いと言えるのです。メタ解析は系統的レビューで得られた研究結果のうち、可能なものを統計的に統合するものです。

②ランダム化比較試験（ＲＣＴ）

対象を２つ以上の群（グループ）にランダムに（乱数を使って無作為に）分けて、治療の効

表4）研究方法の違い（介入［治療・予防］の有効性に関して）

妥当性		研究方法	内容
高	①	系統的レビュー	ランダム化比較試験など質の高い複数の研究を集めて体系的にまとめる
		メタ解析	複数の研究を統合して解析する
	②	ランダム化比較試験	対象を２つ以上の群に無作為に分け、治療の効果を比較する
	③	非ランダム化比較試験	群の分け方が無作為ではない比較研究
	④	コホート研究	ある集団を追跡して要因と結果の関係を探る
		症例対照研究	ある病気が改善した人と、しなかった人の治療法を比べる
	⑤	症例報告や症例集積	個々の症例やその蓄積
低	⑥	専門委員会や専門家個人の意見	患者データに基づかない個人的な意見

②、③は介入研究、④、⑤は観察研究。妥当性は一般的な目安であり、ランダム化比較試験でも注意が必要な場合もある（著者作成）

果などを比較します。ＲＣＴは人間を対象に慎重に行われる実験と言えるもので、患者さんは医師の判断や自分の希望で治療を選ぶのではなく、比べたい治療法のいずれかに割り付けられます。

なお、薬の開発では、薬とプラセボ（偽薬）のどちらに割り付けられたかが患者さん自身にも医療者にもわからないようにする「二重盲検」でバイアスを防ぎます（結果の評価者も含めて「三重盲検」とする場合もあります）。

③非ランダム化比較試験

ランダム化以外の方法で群に分けて行う比較試験で、妥当性はＲＣＴよりも下がります。

④コホート研究／症例対照研究

ある病気の患者さんに医師が臨床的な判断で治療Aを行った場合と、治療Bを行った場合の両方の集団を追跡し、結果を比べる方法がコホート研究です。患者さんを研究的になんらかの治療に割り付けず、現場で行われている治療の違いを研究者が観察してその効果を比べる「観察研究」の1つです。

また、ある病気で改善した人としなかった人が受けていた治療法を比べる方法を症例対照研究と呼びます。②③の臨床試験よりバイアスが生じる危険（バイアスリスク）が大きく、妥当性はやや下がります。

⑤症例報告や症例集積／⑥専門家の意見

⑤の個々の患者さんの実例を報告した論文を症例報告、複数の患者さんであれば、症例集積と呼びます。比較群がないので、治療法の効果を評価する目的では妥当性は低いのですが（「薬で改善した」と報告されていても、薬なしでも改善していたかもしれません）、薬の副作用や医療行為の安全性の手がかりは症例報告（集積）から得られます（注24）。

⑥の専門家の意見は、豊富な経験に基づく貴重な情報ですが、疫学的なデータの裏付けに乏しい場合はさまざまなバイアスの影響を受けやすいので、鵜《う》呑《の》みにせず、気をつけて

聞く必要があるでしょう。

ここで注意しておきたいのは、**解決したい問題によって、適切な研究方法は異なる**ということです。治療の効果を調べる目的では、単独の研究結果としては、②のRCTが最も妥当性が高いとされています。しかしRCTは、研究者が臨床医を通して、患者さんに意図的にある治療を行ったり、行わなかったりすることになり、不利益や不公平が生じかねません。そのような倫理的な課題もあり、必ずRCTによる評価を行わなければならないわけではありません。例えば心肺蘇生法の効果を確認するために、心臓が止まった人に心臓マッサージ（胸骨圧迫）を行う群と行わない群にランダムに分ける、という比較試験は許されません。行わなければほぼ確実に亡くなるのに対し、行えば回復することもあるので、こういった状況ではRCTは非倫理的ですし、その違いはRCTなどしなくても明らかです。また、患者数の少ない難病では、症例報告の積み重ねが貴重な情報、意思決定のエビデンス、必要な研究のヒントになります。

医療の世界でもEBMが紹介された当初は、エビデンスとしてRCTを絶対視する風潮がありました。**大切なことは、それぞれの研究の利点・欠点を知り、現在利用できる最善の根拠を求め、それを慎重にチェックして、自分のもつ疑問に答えを見つけ、意思決定に**

つなげていくことです。

ＥＢＭは医療者だけのものではなく、どの治療を受けるか・受けないか迷ったときなど、医療を受ける皆さんの意思決定にも役立ちます。

注22　妥当性（厳密には内的妥当性）とは、その研究の結果（治療の効果やある要因と病気の関係など）が信じられる程度のことです。一般的にはバイアスの生じる危険性（バイアスリスク）をどの程度避けられているかが判断の目安になります。

注23　振り返ってみると30年くらい前の研究や医療の場では、こういったことが少なくなかった、というよりも普通に見られることでした。

注24　新型コロナのワクチンで注目された筋肉注射（筋注）の接種部位について、以前は私も含め医療者は、「肩峰《けんぽう》（肩の出っ張っている骨）から指3本分（医学的には三横指《さんおうし》）くらい下」と教わりました。現在は、その方法で生じた合併症の症例報告（集積）から、それよりもやや下がすすめられるようになりました。従来法が危険で禁止というわけではなく、やや下のほうも含めて範囲が広がった、ということです。このように症例報告から、より「害」の少ない方法に切り替えられていくこともあります。（日本プライマリ・ケア連合学会ワクチンチーム 製作・監修「新型コロナワクチン より安全な新しい筋注の方法 ２０２１年３月版」https://www.youtube.com/watch?v=tA96CA6fJv8&t=3s）

意思決定に影響するもの

意思決定に影響するのは「根拠・価値観・資源」

皆さんは天気予報を見たとき、降水確率が何％なら傘を持っていきますか？「10％でも必ず持っていく」という人もいれば、「50％以上なら」という人もいるでしょう。天気予報で同じ降水確率を見ても、実際の行動（傘を持っていく・いかない）は違ってきます。

「根拠に基づく医療（ＥＢＭ）」のパイオニアの一人であるミュアー・グレイという英国の医師が、「意思決定に影響する要因」として、①リソース（Resources：資源）、②バリュー（Values：価値観）、③エビデンス（Evidence：根拠）の３つを挙げ、その関係を138ページの図5のように示しています。図からわかるように、「根拠に基づく意思決定」をする場合、決して情報、すなわちエビデンス（根拠）だけで決まるわけではなく、その人や社会のバリュー（価値観）や利用できるリソース（資源）が影響するということです。

図5）患者・人口集団の意思決定要因

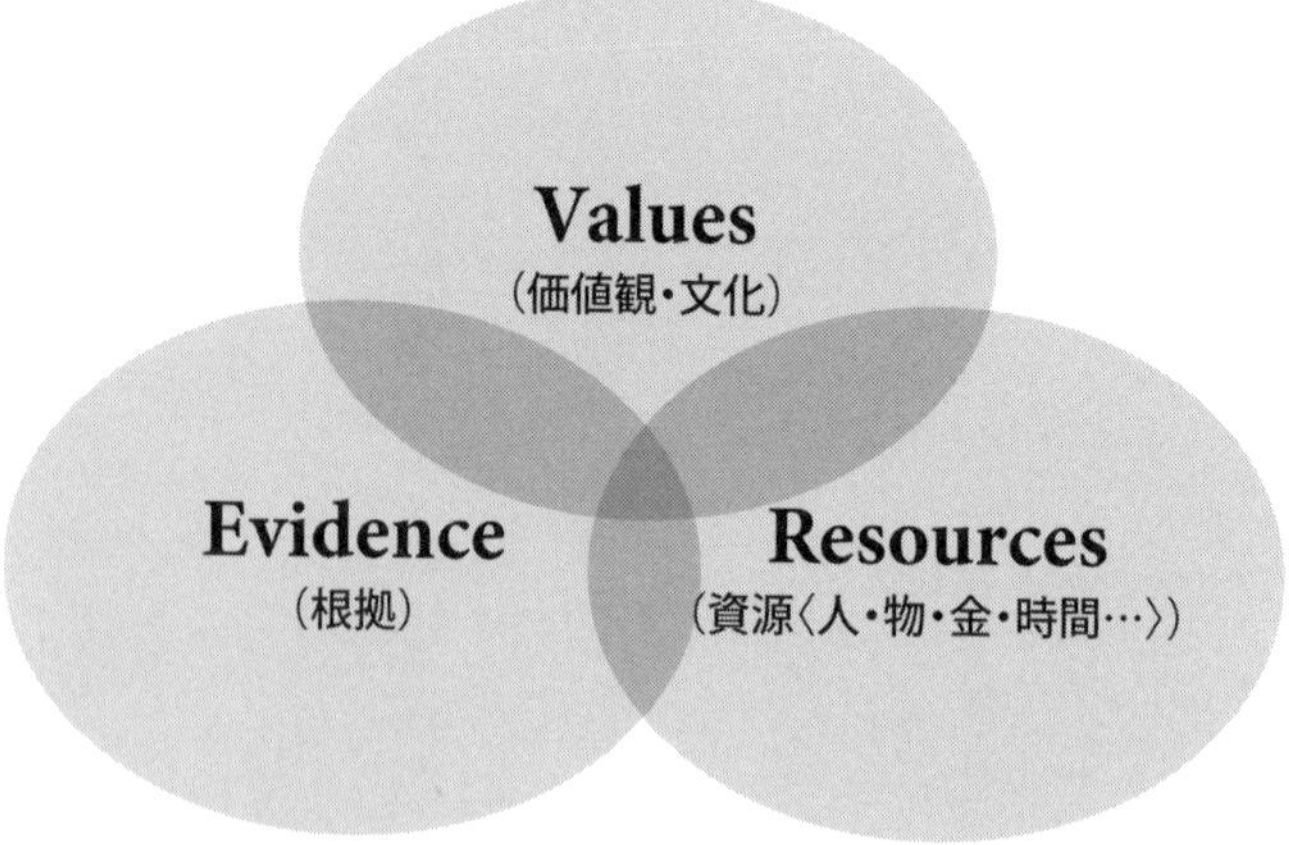

Muir Gray, Evidence-Based Healthcare, 2nd Edition, 2001

天気予報の話で言えば、その人自身が「雨に濡れたくない」という価値観をもっていれば、降水確率が10％でも「傘を持っていく」という意思決定をするでしょうし、その人がそもそも傘というリソースを持っていないなら「傘は持っていかない（持っていけない）」ことになるでしょう。

これらの3つの要因の折り合いがつくところで意思を決めていくのが、「根拠に基づく意思決定」です。これは、個人が自分の病気の治療方法を決めていくときでも、社会的な政策決定のときでも、基本は共通です。完璧な根拠はなく、どれくらい確かでどれくらい確かでないかはグレーの濃淡のようなものです。その濃淡を確認して、患者さんと医師、あるいは自治体や地域、社会でバリュー（それぞれの集団の文化や価値観など）やリソース（利用できる社会的資源）を考えて、さまざまな方向・次元のコミュニケーションを積み重ねて、意思決定と合意形成を進めていくことが大切です。

「根拠に基づく意思決定」とは、都合のよい情報を適当に選んできて、初めから決めていた通りにパッと決めて終わり、というものではありません。ＥＢＭの実践では、意思決定の後で行うこととして、「本当にその決定でよかったのか」という評価と、全体の考え方、物事の進め方のプロセスの振り返りを挙げています。言葉をかえれば、「やりっ放しにしない」ことが大切なのです。「やりっ放しにしない」ことで、私たちは自分たちの行ったことに対する「責任」を確認し、そこから反省と、次への手がかりを得ることができるでしょう。これについては177ページでもお話しします。

理性が揺らいでしまうとき

意思決定のうえで注意しなければならないのは、人は自分の救いになるような情報は、どんなに根拠が乏しくても（もっと言ってしまうと怪しげなものであっても）引き寄せられてしまうことが少なくない、ということです。普段は理性的な人でも、精神的に不安定になると冷静さを失うことがあります。つらい状況にあるとき、人が欲するのは、不安を取り除いてくれて、希望と安心をもたらしてくれる話です。

がんなどの大きな病気をした人が、かなり危うい情報に頼り、それに高額なお金を使って、さらに苦しんでいるという話を耳にすることがあります。他人事であれば、「なぜだまされるのか理解できない」と思ってしまうかもしれませんが、自分や家族のこととなると深刻です。末期がんの人が、医師から「もう治療法はありません」と、大変厳しいことを（仮にそれが１００％正しい情報だったとしても）言われたとします。一方で、あるところから、とても優しく共感的な言葉で「これを試したら、きっと治ります。大丈夫ですよ」と言われたらどうでしょう。そして、「費用は３００万円」と言われたら、あなたならどうされますか？

以前は、そのような治療法はいわゆる民間療法がほとんどだったのですが、最近は先端的な医療技術が使われている場合も多く、一般の方はもちろん、専門家でも見分ける難しさが増しています。

その選択で有効な治療が遅れたら

2011年に亡くなった米アップル社の共同創業者のスティーブ・ジョブズ氏は、膵臓《すいぞう》に悪性腫瘍《しゅよう》が見つかった初期に、すすめられていた手術を拒否し、食事療法や精神療法、東洋医学の鍼《はり》治療などの代替医療に傾倒したようです。しかし、状態は好転せず、9カ月後に検査をしたときには腫瘍が大きくなっており、結局手術を受けたものの再発してしまいました（出典17）。

ジョブズ氏の出来事が、一人の人間の経験ではなく、疫学的な研究としてまとめられたのが2018年です。米イェール大学の研究者が、米国のがん患者さんで標準治療を受けた1032人と、代替療法と標準治療を両方受けた患者さん258人を比較して、後者で死亡リスクが約2倍になったことを示しました（出典18）。

「標準治療」とは、厳しい臨床試験をくぐり抜けて、治療による益（ベネフィット、効果）**が害**（リスク、副作用や患者さんへの負担）**を上回ることが、医療を提供する立場から自信をもって言える、現在最も「推奨できる治療法」です。**この研究では、特に代替療法を自分で選んだ患者さんは、標準治療の一部を拒否する人が多く、それが代替療法自体のよしあし以上に、結果を悪くしていた可能性を指摘しています。ジョブズ氏のエピソード、そしてこうした論文を読むと、心が弱っているときに誤った情報に引き寄せられてしまう怖さ、すがるように選んだ方法が結局は命を短くしてしまう怖さを改めて感じます。

私がある弁護士さんから聞いた話をご紹介します。まだ手だてのある段階のがんと診断された男性の娘さんがよりよい治療を探して、高額の先進的な治療法を提供する医療機関を見つけ、それまでの治療はやめて、先進的な治療に専念することにしたそうです。期待を抱かせる院長の説明とはうらはらに病状は急速に進行し、元の病院に戻ったものの、時すでに遅しだったとのこと。心が弱くなるのは、患者さん本人だけでなく、なんとかしたいと精いっぱいの努力をするご家族も同じです。よかれと願ってしたことが、家族の死を早めたかもしれないという思いは、どれほどのつらさでしょうか。

また、治療と並行して、医師に内緒で高額なサプリメントを服用している人も実際たくさんいます。それは、医学的な治療を信じていないのではなく、治療をしながらも湧いてくる心の不安を、そのサプリメントで取り除こうとしているのかもしれません。

そのサプリメントに医学的な効果が期待できなくても、経済的な問題が生じなければよいとも言えるのですが、副作用が報告されているサプリメントもありますし、処方されている薬との飲み合わせの問題もあります。そのような場合は、ぜひ（内緒にせず）主治医や調剤薬局の薬剤師にご相談ください。

集めた情報が自分に当てはまるかどうかを判断し、決定、行動する

治療法を「選ぶ」――急性虫垂炎の場合

それでは、集めた情報をもとにどのように意思決定するか、病気の治療法を選ぶ場面を見ていきましょう。ここでは比較的身近な例として、「盲腸」とも呼ばれる急性虫垂炎を取り上げます。虫垂は小腸の先、大腸の始まりの部分である「盲腸」から、垂れ下がるように出ている腸の一部で、普通は右下腹にあります。症状はみぞおち辺りの腹痛と発熱から始まることが多く、次第に右下腹部に痛みが移り、さらに進むと下腹部全体が痛むようになります。診断には腹部のCT検査や超音波検査が大いに役立ちます。

まず、「治療の目的は何?」ということを考えてみましょう。「おなかが痛い」と苦しい思いで病院に来たのだから、患者さん本人としては、「早く痛みがなくなる」ことが「治る」イメージでしょう。とはいえ、痛みの原因が急性虫垂炎なら、痛み止めで痛みだけ抑え込

むのではなく、炎症を起こしている虫垂自体をなんとかしなければなりません。とすると、治療の目的、目指す目標は「痛みがなくなる」ことではなく、急性虫垂炎という病気自体が治ることになります（当たり前のことですが）。

急性虫垂炎の治療法には、病状にもよりますが、大きく分けて虫垂自体を切除する手術と、炎症の原因となっている細菌を殺す抗菌薬による治療（注25）とがあります。手術には開腹手術のほかに腹腔鏡《ふくくうきょう》下《か》手術があります。近年では抗菌薬による治療の2〜3カ月後以降に手術を行う「待機的虫垂切除」も行われていますが、ここではわかりやすい例として抗菌薬か手術かの選択で考えていきます。

主治医に「炎症が軽度なので、抗菌薬で大丈夫そうです。ただし、再発する可能性もないとは言えません。手術であれば、より確実です」と言われたとして、皆さんはどちらを選びますか？　再発でまた治療が必要になるのはいやだから手術にしようと思う反面、これまで手術をしたことがなければ、ちょっと怖い気持ちもあるかもしれません。「そういえば以前急性虫垂炎になった友人は、抗菌薬で改善し、再発したとは聞かない」……などと、いろいろな思いが巡るでしょう。

治療法を選ぶには、もう少し情報が欲しいところですが、具体的にはどのようなことが知りたいでしょうか。治療をするうえでゼロとは言えない合併症が、どのくらい起こるか

表5）手術と抗菌薬による急性虫垂炎治療の比較例

	手術	抗菌薬
治癒《ちゆ》	ほぼ100%	80～90%
合併症	3％	1～2%
入院期間	5～7日	7～10日
治療費用	20万円程度	9万円程度
痛みが続く期間	1～2日	2～3日
傷あと	腹腔鏡で5～10mm（1～3カ所）、開腹で5cm程度（1カ所）	なし

も知りたいところです。手術では、傷あとの術後感染や腸のつなぎ目などの閉じ具合の悪さが、3％に生じることがわかりました。一方、抗菌薬では薬によってさまざまな副作用（比較的軽い胃腸の症状から、まれではあるけれども重いものまで）が、合わせて1～2％程度であるとわかりました。ほかにもさまざまな情報を比べてみると、表5のようになりました（患者さんの状況、技術の進歩、医療環境によって変わってきますので、仮想的なデータとしてご覧ください）。

同じデータを見ても、患者さんによって選ぶ治療法が違っても不思議ではありません。こういう場合は、一般論として「正しい選択」があるわけではなく、患者さんそれぞれが「納得できる選択」を行えるかどうかが大切になります。

治療の効果をはかるには――「アウトカム」の指標

薬をはじめ、いろいろな医療行為の効果を臨床試験で評価する際に、「何がよくなることを目指すのか」を決める必要があります。そのために用いる指標を「アウトカム」指標といいます（特に参加者を追跡して、疾病や死亡が発生するかどうかを確認しようとするときは「エンドポイント」とも呼ばれます）。Outcomeという英語は、結果や成果、帰結と訳されたこともありますが、医学の世界ではそれらの日本語となんとなくニュアンスが違うということで、そのまま「アウトカム」というカタカナ言葉で受け入れられています。

治療の目標を「真のアウトカム」といい、臨床試験では、それにつながる指標を設定することがよいとされています。抗がん薬の臨床試験であれば、がんの大きさが小さくなることではなく、生きられる期間が長くなること（全生存期間の延長）が「真のアウトカム」になります。一方で、本来の目的には直結していないが、これに準じるような指標を「代理のアウトカム（エンドポイント）」指標といいます。

例えば、高血圧のとき、降圧薬を飲むのは何のためでしょうか。多くの方は、「血圧を下げるため」と思われるかもしれませんが、実は「血圧を下げる」ことは治療の本当の目標ではありません。高血圧をそのままにしておくと、将来、脳卒中や心筋梗塞のような、命をおびやかす病気になるリスクが高まることが、さまざまな研究でわかっています。さらに、高血圧の患者さんに降圧薬を飲んでもらうと、血圧が下がって、降圧薬を飲まない患者さんに比べて将来、脳卒中や心筋梗塞のリスクを減らすことができる、ということも多くの研究で示されています。これらが根拠となって、一定の血圧値以上の方には、降圧薬の服用がすすめられているのです。

降圧薬による高血圧の治療が本当に目指しているところ、すなわち「真のアウトカム」は、脳卒中や心筋梗塞のような病気のリスクを減らして、元気で生きられる期間を延ばすことです。「血圧を下げる」ことは、その真の目標につながる途中の「代理のアウトカム」と言えるでしょう。

よかれと思って行うはずの治療なのに

患者さんにとっての大切な治療法を選ぶ指標として、「患者立脚型アウトカム」という考え方があります。これは患者さんにとって意味のある指標ということで、「余命の延長（死亡率の低下）」「重い病気の発生リスクの低下」「自覚症状の改善」「ＱＯＬ（Quality of Life：生活の質）の向上」などがあります。一方で、血圧などの検査結果の上下は、数字で示されると気になってしまいますが、必ずしも命やQOLのよしあしに直結するわけではありません。「根拠に基づく医療（EBM）」では、この患者立脚型アウトカムを「真のアウトカム」の指標として重視しています。

1991年、米国の有名な医学雑誌に、心筋梗塞の患者さんの不整脈治療に関する臨床試験の結果が報告されました。心筋梗塞後に見られるある種の不整脈は命をおびやかす場合があるので、抗不整脈薬を投与してその不整脈を抑えようとしたのです。しかしこの臨床試験の結果は、予想に反して、抗不整脈薬を投与して不整脈を積極的に治療した患者さんのほうが、投与しなかった患者さんより死亡率が高くなってしまいました（出典19）。

臨床の現場では、目の前に生じている不整脈の治療は大事なことと信じられていたのですが、患者さんが亡くなってしまっては意味がありません。患者さんにとってより重要な、本当の目的は、不整脈を減らすことではなく、生き抜いて健康を回復し、社会復帰することではないでしょうか。

この場合、「不整脈を減らすこと」は「代理のアウトカム」で、「生きて社会復帰すること」が「真のアウトカム」となりますが、医療の場で治療の目標とされることの多い「代理のアウトカム」の改善が、必ずしも「真のアウトカム」の改善につながっていないことがある、ということが明らかになってきたのです（注26）。

こういったことを少しでも減らすために、**その治療を行うと、行わない**（またはほかの方法を行う）**場合に比べて、患者さんにとって意味のあるアウトカムを本当に改善できるのかどうか、現場の臨床家や疫学・統計をはじめとするさまざまな専門家が協力して、臨床研究に取り組んでいます。**その成果により、多くの病気に対して、まずどのような治療がすすめられるのか、それがうまくいかなかった場合にはどのような方法があるのかを、近年、多くの学会が「根拠に基づく診療ガイドライン」としてまとめて、普及に努めています。

注25 抗菌薬による治療は、俗に「薬で散らす」と呼ばれます。なお、細菌の増殖を抑えたり殺したりする薬のうち、「抗生物質」はカビなどの微生物から作られるもので、抗菌薬という言葉は、人工的に作られた薬も含む広い意味の言葉です。

注26 ひところ、抗がん薬治療の難しさから、「がんは小さくなったが患者さんは亡くなった」と言われたことがありました。「がんの縮小」という代理のアウトカムは満たされたとしても、真のアウトカムである患者さんが生き抜くということが達成されなかったら、患者さんの家族には、一体その治療はなんだったのかという気持ちが残ってしまうことでしょう。もちろん、当時の医師はよかれと信じて行った結果で、後から振り返ってみたら……という話ではありますが、残念なことに、そして難しいことに、こういったケースもありうるのです。

う因果関係を示せるため、その薬を有効と考える（強い）根拠となります。

安全性、つまり副作用に関する研究は、まずは臨床試験によって、有害事象（患者さんにとって望ましくない出来事のデータ）を、因果関係を問わず集めることが重要視されています。これは、起きた出来事が薬とは無関係と判断され、報告されないのを避けるためです。

薬の市販後、広く使われてからわかってくる副作用も少なくないため、症例報告（134ページ参照）を含めた観察研究も大切になります。ただ、「ある薬を飲んだ人で肝障害が生じた」という症例報告だけでは、その薬を飲んだ人の人数（分母）や、同じ病気でほかの薬を飲んだ人はどうだったのか（比較群）がわからないことが多く、結論を出す根拠として強いとは言えません。

2012年、厚生労働省は薬のリスクを適正に管理するため、薬の安全性評価にレセプト（診療明細）などのデータベースの利用を許可しました（出典20）。このようなデータベースでは、ある病気で薬Aと薬Bを飲んだ人が何人いて（分母）、そのうち副作用と思われる出来事が見られた人（分子）が何人か、両方の薬を比較できます。こうした質の高い観察研究による薬剤疫学も急速に発展中です。

しかし、同じ病気でも状態のよくない人に薬Aが処方される傾向があり、その結果、薬Aの群（グループ）に副作用が多く見られたとしても、薬Aのせいではなく、元の状態が悪かったからかもしれません。その症状が薬のせいか、また薬のせいであることをどの程度示せるのかを判断するのは、容易ではありません。新型コロナワクチンの安全性（副作用ではなく、ワクチンでは副反応と呼びます）を巡って行き交うさまざまな情報も同様です。

新薬の承認では、臨床試験でわかる「効果あり」という「益」と、「その薬の副作用の可能性を否定できない事象が一定数起こりうる」という「害」を勘案して総合的に判断されますが、特に安全性は、市販後に集められるデータを用いた観察研究で、慎重にフォローされていくことになります。

新薬の有効性と安全性が認められるまで

新薬の承認までの長い道のり

新しい治療薬やワクチンが世に出るまでには、さまざまなハードルがあります。まず、薬の候補を探す基礎研究と動物実験が行われ、よい結果が得られてから、人間を対象にした臨床試験が行われます。臨床試験は、新たに開発される薬が安全なのか、本当に人間で期待される効果があるのかを明らかにするために不可欠です。特に、新薬の承認申請や病気への適応を広げるために行われる試験を「治験」と呼びます。日本では、薬機法（医薬品、医療機器等の品質、有効性及び安全性の確保等に関する法律）と、1997年に当時の厚生省が定めた「医薬品の臨床試験の実施の基準（Good Clinical Practice：GCP省令・新GCP）」にのっとって実施されています。

医薬品開発の過程は第Ⅰ相（フェーズ1）～第Ⅳ相（フェーズ4）とされています。第Ⅰ相では10人あまりの少人数の健常者（抗がん薬の場合は体への影響が強いため、患者さん）を対象に、最適な用法・用量を調べ、安全性を確認します。第Ⅱ相では数十人程度の患者さんを対象に、効果的な投与量を確認し、第Ⅲ相では100～数千人の患者さんを対象に、標準治療やプラセボ（偽薬）との比較を行います。こうして有効性と安全性が確認され、厚生労働省・PMDAへの申請・承認審査へ進み、厚生労働大臣による承認を得て市販されます（市販後の研究を一般的に第Ⅳ相と呼び、市販前にされなかったさまざまな評価が行われます）。

以上のような段階を経るため、新薬の開発から市販までには、通常は10年以上の時間を要します。例外的に、希少がんの場合は第Ⅱ相試験の後に申請・承認が行われることもあり、2021年8月現在、緊急の対応が必要な新型コロナに関しては、承認審査を短縮する「特例承認」の措置がとられています。

薬の安全性は慎重にフォローされる

薬の有効性を示す目的の代表的な研究は、特にプラセボを用いた「二重盲検ランダム化比較試験」（133ページ参照）です。これはさまざまな条件で選ばれた限られた数の患者さんを対象に行われ、その薬が「プラセボに比べて効果あり」とい

「最新の治療法がベストな治療法」ではない

先進的な医療は標準治療よりも優れている？

141ページで「標準治療」について取り上げましたが、皆さんは命にかかわる病気になったとき、「標準治療」と「先進的な医療」のどちらを選びますか？

多くの臨床系の学会が、前述の「根拠に基づく診療ガイドライン」で「強く推奨」しているのが標準治療です。一方で、「先進医療」や「最先端治療」などの言葉が広まっており、その語感からか「標準治療は先進的な医療より劣っている」、「先進的な医療のほうがよさそうなので、そちらを受けたい」と思っている人も少なくありません。

間違ってはいけないのは、それらの新しく開発された治療は、まだ研究・臨床試験段階にあるため、十分な有効性・安全性の情報が得られていないものであり、それを行うエビデンスが不十分な治療だということです。そのため、それらの治療の料金は、基本的に患者さんの自己負担（保険適用外）となっています。現在の日本の医療保険制度では、保険診療と自費診療を同時に行ういわゆる「混合診療」は原則として禁止されていますが、厚生労働省は2004年に、「国民の選択肢を拡げ、利便性を向上する」という観点から、一部の治療法を「先進医療」と位置づけ、保険診療との併用を認めました。厚生労働省のホームページには、対象となる先進医療（2021年7月19日時点で84種類）や注意事項が述べられています（出典21）。

このような先進医療は、厚生労働大臣が定める「評価療養」という特別枠の1つで、一定の基準をクリアして国に認められた医療機関のみで、慎重に患者さんのデータを集め、有効性と安全性の評価を継続しながら行うことが許されているものです。将来的には、それらのデータによって、益（ベネフィット）が害（リスク）を上回ることが証明されたら、保険診療に含まれていく可能性はもちろんあります。しかし、今の段階では、多くの方々が期待するように「先進医療＝すごい！」というわけでは決してないのです。また、それなりに高額になる医療費は患者さん本人が負担することになります。保険会社の扱う医療保険の特約として「先進医療特約」がありますが、給付額が1000万～2000万円という高額な設定になっているのも、そのような理由からです。

標準治療がまだ確立しておらず、研究途上の先進医療しかないときには、これらの事情を知ったうえで先進医療を試すことも考えられます。しかし、標準治療があって、さらに先進医療もある場合に、どちらをおすすめするかと言えば、これは迷わず標準治療です。標準治療は効果が期待できて、通常の保険診療で対応してもらえる、現時点で患者さんにとってコストパフォーマンスが最もよい治療と言えます。ただ、「効果が期待できる」ということは、「一般的には益が害を上回ることがわかっている」ということで、個人レベルで期待する効果を発揮するかどうかは、別問題です。このあたりが医療の不確実性で難しいところですが、先進医療は現時点ではその段階にも至っていないものです。

特にがんの患者さんとご家族は、不安と希望の間で、気持ちが大きく揺れ動いていますので、このような「新しい」情報はとても心に入り込みやすくなります。厚生労働省が「先進医療」に定めていない先進的な医療については、より一層の注意が必要です（注27）。

時代とともに移り変わる「標準治療」

「標準治療」が現在確立している最善の治療法であることは間違いないのですが、研究は日進月歩で進んでいきますので、その「最善」も常に変わりつつあります。ＥＢＭの世界では、これを〝current best〟という言葉で表現しています。これはなかなかよい言葉で、

「今、これ以上よい治療はない、最善の治療」という意味と、「将来はもっとよい治療が現れるだろう」という2つの意味をもっています。後者は、特に医学研究者への叱咤《しった》激励かもしれません。今生きていて、何をするか決めないといけない私たちにできることは、「今の最善」を見つけていくことです。

よく知られているのは、乳がんの治療法の変遷です。昔は拡大手術（乳房を大きく切り取る手術）が主流でしたが、その後、拡大手術と乳房温存手術（乳房を部分的に残す手術）で5年後、10年後の生存率が変わらないことがわかってきました。双方の手術法に、患者さんから見てのメリット・デメリットがあります。乳房温存手術では、元の乳房の形を損なわないようにする大きなメリットがある反面、手術で取る部分が小さめなため、がん細胞が残ってしまうのではないかと心配する患者さんもいます。その場合は拡大手術を選ぶかもしれませんし、乳房の形成外科手術（乳房再建術）の発展も、そのような選択を後押しするかもしれません。**それぞれの患者さんが何を大切にするかという考え方や価値観によって、どちらが最善かということは変わってくるでしょう。また、「今の最善」の治療法であっても、人の多様性・個別性を考えると、「全員にとっての最善」とも限りません。**

ナラティブ（患者さんの〝語り〟）の重要性

「根拠に基づく医療（ＥＢＭ）」が提唱されて以後、世界でも日本でも数字で示される「エビデンス（根拠）」の部分だけがクローズアップされ、本来は総合判断を重視するＥＢＭであるにもかかわらず、ほかの要素への配慮が不十分になったことがあります。「ＥＢＭ＝エビデンス」という捉え方は、患者さんにとっても医療者にとっても深刻な誤解です。

そのような風潮のなかで、１９９９年、ＥＢＭ推進者でもあった英国のグリーンハルらが「ＮＢＭ：Narrative-based Medicine（語りに基づく医療）」を提案しました。これは、一般論であるエビデンスのみを過大視する偏った考え方を修正するもので、患者さん個人の内面的体験への関心を喚起するものでした。病気になった理由や経緯、病気についてどのように考えているか、感じているかなど、患者さんの〝語り（ナラティブ）〟を通して、患者さんの抱えている問題を全人的に捉えようとするアプローチです。

ＮＢＭが注目されてきた背景には、「患者さん自身の力」に多くの方々が気づいてきた時代の流れもあります。１９９０年前後のころに比べ、患者さんが病気についてより深く理解し、自ら意思決定をしたいと考えるようになったことや、ブログやＳＮＳなどを通じて患者さん自らが病気に関する情報発信を盛んにするようになったことなど、「患者さん自身の力」が大きくなったことは、隔世の感があります。

時々、NBMは「アンチ（反）EBM」のように語られることがありますが、その多くは「エビデンスに偏った誤解されたEBM」に対してのものです。**本来、両者は相反するものではなく、むしろ表裏一体で、双方が補い合うことで患者さんのよりよい意思決定を助けます。大切なことは、エビデンスの隣にナラティブを、そしてナラティブの隣にエビデンスを、お互いの隣にお互いを置くように意識していくことでしょう。**

2001年に、英国のオックスフォード大学で始まったDIPEx（Database of Individual Patient Experiences）というプロジェクトは、さまざまな病気の患者さんに丁寧なインタビューを行うことで集められた患者さんの体験、ナラティブのデータベースで、世界的にも取り組みが広がっています。国内でも2007年から「健康と病いの語りディペックス・ジャパン」という認定特定非営利活動法人が活動を続けており、乳がん、前立腺がん、大腸がん、そして世界的にも非常に貴重な認知症などの患者さんと、そのご家族のナラティブが、ご本人の動画と共に公開されています（114ページ参照）。

ディペックス・ジャパンでは、本人の了解はもちろん、複数の専門家による監修もきちんと行ったうえでナラティブ情報を公開しています。そして治療の効果について「よかった、効いた、だからそれをすすめる」とか、「よくなかったからすすめない」というような情報は、基本的には含まれていません（注28）。ここに集められたナラティブ情報は、同じ病気で悩みを抱えていらっしゃる方々にとって、病気とともに生きていくことや、さまざまな困難に向き合う際の、1つの助けとなるものでしょう。

※27　例えば国立がん研究センターのがん情報サービス内の「免疫療法」というページには、免疫療法のわかりやすく親切な解説が提供されていますが、次の4点を強調しています。
・「免疫療法」は、免疫の力を利用してがんを攻撃する治療法です
・「効果が証明された免疫療法」は限られています
・「効果が証明されていない免疫療法」のうち、「自由診療として行われる免疫療法」は、治療効果・安全性・費用について慎重な確認が必要です
・「効果が証明された免疫療法」にも副作用があります
https://ganjoho.jp/public/dia_tre/treatment/immunotherapy/immu01.html

※28　ナラティブも重要であるとはいえ、SNSやブログなどの個人の経験談には注意が必要です。「今の最善」の治療法を実際に受けた患者さんは、「最善の治療のはずなのに自分自身には効かなかった、本当はよくない治療ではないか」（あるいは、効いたので万人におすすめしたい）といった情報を、決して嘘を言っているのではなく発信してしまうことがあります。ディペックス・ジャパンのナラティブ情報は、自らの体験を語ってくださる当事者の方を出発点として、共感的にかかわるインタビュアー、医療者をはじめとするさまざまな領域の専門家の共創によるものです。

ガイドラインはエビデンスの積み重ね

診療ガイドラインは「推奨」する方法

標準治療とは、「根拠に基づく診療ガイドライン（以降、ガイドラインとします）」で「強く推奨」される治療であるとお話ししました。

ガイドラインとは、さまざまな臨床の疑問に対し、その時点で利用できる質の高い根拠をまとめ、専門家の意見も集約したうえで、一般にはどのようにしたらよいのかを「推奨」する形でまとめた文書です。きちんと作成されたガイドラインは、医療者だけでなく、患者さんやその家族にとっても貴重な情報源となります。日本では、１９９９年度から厚生省（現、厚生労働省）が「根拠に基づく医療（ＥＢＭ）」の考え方を取り入れたガイドラインの作成を始めました。それから20年余りが経った現在、各学会が中心となって作成したガイドラインは数百にものぼります。ガイドラインは一度作成されてそれでおしまいというものではなく、〝current best〟を目指して、医療の進歩に伴って数年ごとに改定が続けられています。

世界的に、一般の人向けの根拠やガイドラインの普及に向けた取り組みが活発に行われています。日本では、公益財団法人日本医療機能評価機構の情報センター「Ｍｉｎｄｓ（マインズ）：Medical Information Distribution Service」が、ガイドラインデータベース「Ｍｉｎｄｓガイドラインライブラリ」（115ページ参照）として、誰もが無料でガイドラインや一般向けの解説などを閲覧できる環境を提供しています。

Ｍｉｎｄｓでは、ガイドラインを「健康に関する重要な課題について、医療利用者と提供者の意思決定を支援するために、システマティックレビューによりエビデンス総体を評価し、益と害のバランスを勘案して、最適と考えられる推奨を提示する文書」と定義しています（出典22）。

Ｍｉｎｄｓガイドラインライブラリの「ガイドライン解説を探す」では、病気の概略から具体的な治療法までわかりやすく書かれた解説を閲覧できます。また、「診療ガイドラインを探す」は、より詳しく診断方法や治療法について知りたい場合に利用するものです。医学用語の解説つきで、推奨度（その推奨されている診断や治療を行うことが、どのくらいすすめられるかを段階的に表したもの）もあるので、患者さんなど一般の人に理解しやすく工夫されています。

診療ガイドラインは金科玉条ではない

ガイドラインは、〝current best〟な医療情報の1つではありますが、必ずその通りにすべき、というものではありません。臨床の現場で判断に迷う場合に、医療者と患者さんの傍らにある、手引きの1つなのです。常に守らなければならないルールではなく、考え方の「心得」のようなものと言えるでしょう。**ガイドラインに書かれている推奨は、判断に困る際に助けになることは確かですが、あくまで「最善の一般論」です。実際の患者さんのそれぞれの状況を勘案した、総合的な判断が大切になります。**

ガイドラインは、通常は医師をはじめとする医療者が中心に作成していますが、近年では患者さんやご家族が、患者さん向けあるいは医療者向けのガイドラインの作成に協力なさることが増えつつあります。先ほどご紹介したＭｉｎｄｓでも、学会のガイドライン作成に、患者さんや一般市民の方々が参加できるように支援するため、ワークショップの開催や患者会の方々との意見交換など、さまざまな取り組みを行っています。

「インフォームド・コンセント」と「SDM（共有意思決定）」

時代の流れのなかで変化する価値観

ビジネスの世界では、２０１１年にハーバード・ビジネス・スクールのマイケル・Ｅ・ポーター教授とマーク・Ｒ・クラマー研究員が提唱した「共通価値の創造（Creating Shared Value：ＣＳＶ）という考え方が注目されています。これは、それ以前に知られていた「企業の社会的責任（Corporate Social Responsibility：ＣＳＲ）からさらに一歩踏み出したもので、自らのできることを押し付けるのではなく、コミュニケーションを通して、顧客や社会と共にまだ見ぬ新しい価値を創り出していけるような企業が発展するという考え方と言えるでしょう。

このような価値観の変化は、医療界でも起こっています。以前は、医師のほうが圧倒的に患者さんの「上」の立場にいて、患者さんには有無を言わさず治療をしてきたよう

表6）インフォームド・コンセントの歴史

1947年	**ニュルンベルク倫理綱領** 研究対象者の人権保護を明文化
1964年	**ヘルシンキ宣言** 世界医師会が医学研究の被験者保護を目的に採択。1975年の修正でインフォームド・コンセントが不可欠であることを明確化
1978年	**WHOによるアルマ・アタ宣言** プライマリケアにおいて、患者は自分の医療の計画と実施に参加する権利をもつことを明記
1981年	**世界医師会「患者の権利に関するリスボン宣言」採択**
1990年	**日本医師会の生命倫理懇談会** 「『説明と同意』についての報告」公表
1997年	**医療法改正** インフォームド・コンセントを「医療者の努力義務」として記載

なところがあったかもしれません（パターナリズム、父権主義といわれます）。その後、１９７８年の世界保健機関（ＷＨＯ）による「アルマ・アタ宣言」で患者は自分の医療の計画と実施に参加する権利をもつことが明記され、日本では１９９０年の日本医師会の報告書で「インフォームド・コンセント（説明と同意）」という言葉が正式に用いられました。医師から患者さんに説明をし、患者さん側の同意を得たうえで治療を行うという流れが、１９９０年代の終わりごろからようやく一般的になってきたのです（表６）。

そのような歴史を経て登場したのが「ＳＤＭ：Shared Decision Making（共有意思決定）」です。

ＳＤＭ（共有意思決定）とは

ＳＤＭは、治療の方針に正解がないような状況に陥ったとき、医療者側は専門知識や経験値を、患者さん側は自分なりの価値観をもって、双方でコミュニケーションをとりながら、一緒に目標を決めていくやり方です。健康は一方向の価値で決まるものではありません。そして、医療者と患者さんの目指すゴール（治療の目指すところ）が違い、認識がずれたまま治療を行っても、そこに「満足」や「納得」は期待できません。医療者と患者さん双方が、情報やプロセスを共有し合いながら、納得したゴールに向けて意思決定と合意形成を並行して行うことが重要で、これはビジネスの世界のＣＳＶの考え方に重なるものと言えるでしょう。

患者さんと医療者がＳＤＭを通して創っていく「共有できる価値」とは、すぐに解決策がわからない困難な状況（これまで経験したこともないような、頼れる科学的な根拠もほとんどない状況）**に、一方は当事者として、他方は専門家として向き合ったとき、さまざまなやり**

とり（対話）を経て「協力して新しい道を探す」ことです。さらには「この相手とであれば、難しい状況でも、何か新しい道を探すことができる」という感覚をもてること、と言えるかもしれません。

ＳＤＭにおける医療者側の態度としては、①患者さんにすべての治療の選択肢に関する情報を提供すること、②患者さん個人の病歴と検査結果に基づいて、医学的に望ましいと思われる選択肢の情報を伝えること、がまず大切になります。また、患者さん側の態度としては、①医療者に、病気や治療が自分の人生にとってどのような体験であるかについての情報を提供すること、②「自分の人生にとって、どの選択肢がよりよいのだろうか」という見方をすること、が望ましいでしょう。

これからの医療では、インフォームド・コンセントとＳＤＭの２つのコミュニケーションが、状況に応じて使い分けられるようになっていくことが予想されます。インフォームド・コンセントが行われるのは、多くの研究の成果で根拠の確かさが高く、ガイドラインで推奨され、医療者も十分な経験をもっているような場合です。がん領域などでは前に述べた標準治療にあたります。医師は「こういった場合には、この治療が最善とされています。あなたの状態もそうですので、この治療をおすすめします」と説明して、患者さんの同意を得て、治療を進めることになるでしょう。

次にＳＤＭは、これまでの研究が乏しく、または結果が一致しておらず、根拠の確かさが低い場合、患者さんはもちろん、医療者もどうしたらよいか本当はわからない場合に重要になります。そのように正解がないなかであっても、医療者には専門家としてのこれまでの知識と経験があるからこそ、提供できる情報があるでしょう。

患者さんが自分の生活で何を大事にしていきたいか、家庭や職場で、自分がどのような役割を担っているか、それを踏まえてどんな生活を願っているか、という情報は当事者にしか提供できません。**患者さんも医療者も、どこに着地するかわからない状況で、双方向のコミュニケーションを通して、目指す目標とそこに近づく方法が共有されていくことになるでしょう。**

ＳＤＭは世界的には２０００年ごろから研究が急速に進み、日本でもこの数年、いくつかの領域で検討が進みつつあります。今後日本でインフォームド・コンセントとともに、ＳＤＭの議論が進むことが大いに期待されるところです。

SDMへの架け橋 —— 患者さんにとってのEBM

患者さんにとって役立つEBMの5つのステップ

患者さんが医療者とのSDM（共有意思決定）をスムーズに行ううえで、コミュニケーションの大切な手がかりとなるのが、根拠に基づく医療（EBM）の知識です。

医療者にとってのEBMは、「○○という病気の患者さんに最良の治療法を見つける」手法です。一方、患者さんにとってのEBMは、「○○という病気をもつ『私（あるいは家族）』にとって最善の選択肢を見つける」手法となります。本書ではこれまでもEBMについてお話ししてきましたが、ここでは、実際にSDMに取り組む際に役立つ、さらに一歩進んだ内容をお伝えします。

まず、医療者がEBMを実践するための基本となる、5つのステップを見てみましょう。

ステップ1：患者さんにどうしたらよいか、自分（臨床家自身）の疑問を解答可能な形にする【問題の定式化】
ステップ2：エビデンスを探す【情報の検索】
ステップ3：エビデンスを妥当性と関連性の点からチェックする【批判的吟味】
ステップ4：エビデンスと自分（この場合は、EBMを実践しようとしている臨床家）の専門性・積み重ねてきた経験（熟練）や患者さんの価値観を統合し、決断を行う【患者さんへの適用】
ステップ5：以上の判断で本当に患者さんにとってよい結果が得られたか、自分の行った1〜4の各ステップが適切だったかを考える【2つの振り返り】

これを患者さん側の視点で見てみましょう。ステップ2と3は、本書の前半で述べてきたような、必要な情報を適切に探し出し、情報の落とし穴を見抜いたり、突っ込みどころを精査していったりすることです。もちろんそのスキルも重要ですが、よりよい医療を受けるうえで特に役立つのが、ステップ1と4のような考え方です。

患者さんは、最初に医療機関を受診するとき、多くの場合、「治してもらいたい＝健康だったときの体に戻してほしい」という希望を抱いているでしょう。それはごく自然なことですが、**主治医との関係ができてきたら、「自分はどのような治療を求めているのか？」「自分にとって治療のいちばんの目的は何か？」と考え始めてみることをおすすめします。**これが、患者さん自身にとってのEBMのステップ1「問題の定式化」となります。

主語は「私」

「問題の定式化」では、医療者は「P（Patient）：どのような患者さんに、E（Exposure）：何を行い、C（Comparison）：何と比較して、O（Outcome）：どんな結果を期待するのか」という形で疑問文を作ります。このとき、患者さんは〝P〟、目的語となっています。

例を挙げると、「P：高齢の高血圧患者さんに、E：降圧薬を処方すると、C：しない場合に比べ、O：脳卒中になるリスクが減るか？」となります。

しかし、患者さん自身からすると、自分を目的語にした疑問文は、自分が自分に何かをするようで不自然な感じがするでしょうし、疑問文のなかに自分の意識や価値観を入れ込みにくくなります。そのため、「私」自身を主語にすることで、疑問文に「私」の価値観や治療で目指すゴール、患者さん自身にとって大切な目標——「真のアウトカム」（146ページ参照）を反映させることができるようになります。

例えば、婦人科検診で子宮筋腫《きんしゅ》が見つかった20代女性の場合を考えてみましょう。「P：20代後半で当面結婚する予定はなく、月経血量がやや多めで子宮筋腫をもつ私が、E：薬物療法を選んだ場合、C：その他の治療法を選んだ場合に比べ、O：いずれ結婚したときの妊娠・出産の可能性への影響はどうか？」といった形で、自分のニーズや疑問を文章にします。

真のアウトカムは、患者さん自身にとってはっきりしていない場合が少なくありません。もし「とにかく子宮筋腫を小さくしたい、できればなくしたい」と考えると、「P：子宮筋腫をもつ私が、E：薬物療法を選んだ場合、C：その他の治療法を選んだ場合に比べ、O：筋腫を小さくすることができるだろうか」という疑問文になるでしょう。

子宮筋腫の治療法には、ホルモンの分泌を減らす薬物療法である「GnRHアゴニスト療法」があります。この治療法の筋腫縮小の効果は、複数のランダム化比較試験（RCT）をまとめたコクラン（115ページ参照）の系統的レビューにより有効性が示され（出典23）、診療ガイドラインで推奨されています（出典24）。

132ページでお話ししたように、RCTを対象とした系統的レビューは、最も妥当性（内的妥当性）が高いエビデンスとされています。「RCTだからありがたがる（＝RCTの結果を常に最優先する）」考え方だと、GnRHアゴニスト療法がいいということになるでしょう。

しかし、この治療法には「骨量減少」という無視できない副作用があるため、一度の使用は6カ月までとされており、しかも使用を中止すると間もなく筋腫は元の大きさに戻ってしまうことが多いのです。したがって、もしこの患者さんが本当に気にかけていることが、何年先になるかわからないけれども将来の妊娠・出産だとすると、今、GnRHアゴニスト療法を受けることは本当によいのだろうか、ということになります。

もちろん、一般的な患者さんではなく、「私」という特殊な〝P〟にぴったり当てはまるような研究の成果があることはまず期待できません。ですので、情報を検索する場合はある程度の一般化、つまり「私に近い患者さん」の集団を対象とした研究によるエビデンスに広げることになります。しかし、**ステップ4で、「私」自身がどうするかを考えるときには、改めてこの「私」を主語にした疑問に立ち返ることが大切になるのです。**「私」を主語にした疑問をもとに得られた情報がどれだけ自分に当てはまるか、または当てはまらないか。その距離感（非直接性、または情報の外的妥当性といいます）を慎重に見定めて、意思決定をしていくことになります。

関心が高まりました。当時の多くの日本人にとっては、まだまだ「海のかなたの話」だったのですが、その後数年でさまざまな状況が急速に変化したのです。

一般社団法人日本乳癌学会は、ホームページで最新版の診療ガイドライン（2018年）を公開しています。その要点をまとめると、BRCA1やそれに近いBRCA2の遺伝子変異をもつ女性には、本人が希望すれば乳房切除術を実施してもよい（弱く推奨する）、とされたのです。さらに片方の乳房に乳がんがすでに発生している場合は、本人の意思に基づき遺伝カウンセリング体制などの環境が整備されている条件下で実施を強く推奨する、とされました（出典25）。

さらに、厚生労働省も2020年度の診療報酬改定で、遺伝カウンセリング加算の対象にBRCA1/2遺伝子検査を追加しました。少し前は世界的な議論の的だった検査と治療法が、日本の通常診療の場に広がってきていることは確かです。今後もこのような、新しい問題や悩みが増えてくることでしょう。

遺伝カウンセリングとは

「遺伝カウンセリング」は、日本認定遺伝カウンセラー協会によると「染色体や遺伝子が関与している生まれつきの病気や特性・体質に関するさまざまな問題について相談できるところ」であり、「クライエント（来談者）は、不安・心配、困っていること・悩んでいること、疑問・質問、考えや意思について自由に話すことができます」とされています（出典26）。

ゲノム・遺伝子情報など先進的な医療技術の登場は喜ばしいことですが、一方でアンジェリーナ・ジョリーさんの場合のように、難しい倫理的な課題を提示してくることが少なくありません。認定遺伝カウンセラーは、遺伝の専門医と共に、患者さんやご家族とその問題を一緒に考え、解決策を探していくことを助ける新しい専門資格の1つです。医学の進歩に伴い、一層の活躍が期待されていると言えるでしょう。

遺伝の情報との付き合い方

病気の「家族歴」は気にするべき？

健康診断を受けるとき、問診票で「家族などで、この病気にかかった人はいますか？」という質問があったり、医師に直接聞かれたりすることがあるでしょう。これは、いわゆる「家族歴」を調べるもので、遺伝する可能性がある病気や、生活環境が似ていると発症しやすい病気があるので、情報の１つとして聞かれます。

事実、遺伝の影響が非常に大きいといわれている病気（単一遺伝子疾患）もありますが、高血圧や糖尿病、心臓病、脳卒中、がんなど、多くの生活習慣病は１つの原因によるのではない「多因子疾患」と呼ばれます。これらの生活習慣病では、少し意外かもしれませんが、遺伝子より環境や行動（喫煙や飲酒、食事、運動など）の影響のほうが大きいことがわかっているのです。

両親がそうだから、祖父母がそうだったから、といって「がんの家系」「避けられない運命」などと悩む必要はなく、「なりやすいかもしれないから、生活習慣に気をつけよう、健康診断やがん検診をきちんと受けよう」と思っていただければ十分です。

乳がんの予防的切除

2013年、ハリウッド女優のアンジェリーナ・ジョリーさん（当時38歳）が乳がん予防として健康な乳房を両方切除したというニュースがありました。彼女の実母が50代で乳がんで亡くなったこと、彼女自身も乳がんになるリスクが高い遺伝子BRCA1に変異が確認されたことがその理由です。

ジョリーさんが陽性だったBRCA1は、代表的な遺伝性腫瘍の遺伝子変異であり、それをもっていると生涯で乳がんを発症する確率が60％以上で、卵巣がんを発症する確率も約40％とされています。このように影響力の強い遺伝子変異ですが、それでも全員が必ずがんになるのではありません。

どうしたらよいか、本人は大いに悩まれたことでしょうし、この健常な乳房を両方とも予防的に切除することに賛否両論がありました。彼女の決断と発信は「アンジェリーナ効果」を生んで、社会的な

SDMにおけるコミュニケーション

どうすればよいかわからないときは

医療においては、患者さんが初めに抱いていた期待を見直さなければならないことがあります。多くの患者さんにまずすすめられる「今の最善」の治療法があっても、患者さんの状態によって適応できない場合や、治療後に後遺症が残ってしまう場合もあります。副作用が絶対ないと言える治療もありません。そんな話を聞けば聞くほど、考えれば考えるほど、患者さんは迷い、どうしたらよいかわからなくなってしまうかもしれません。

それでも治療法を決めなくてはならないとき、「先生にお任せします」と医師に判断を委ねる人もいるでしょう。「患者さんにすべて決めてもらうことがこれからの医療だ」と言って、病気のことで頭が一杯になっている患者さんに、さらに難しい意思決定を求めている医師の話も、残念ながら時々聞こえてきます。迷った末に「先生にお任せします」と言った患者さん、そして患者さんの意思決定を尊重しようとしたにもかかわらず、患者さんに意思決定を委ねられた医師は、SDM（共有意思決定）の考えに反しているのでしょうか？

決してそうではありません。**このような場合は、苦しい状況で医師と患者さんが重ねてきたコミュニケーションの結果、この医師に委ねてもよいという意思を患者さん自身が決めたとも言えるのではないでしょうか。**信頼関係ができていれば、患者さん自身が医師に選択を委ねること（英語では委任を意味するdelegationといわれます）も、SDMの1つの形となりえます。

医師が「よくわかっていない」と答えるとき

多くの患者さんは「医師はなんでも知っている」と期待し、自分が質問したことに対し医師が「それについてはよくわかっていない」と答えると、「不勉強で頼りない、信頼できない」と感じてしまうかもしれません。しかし、「それについてはよくわかっていない」という医師の答えには、実はいくつかのケースがありそうです。

まずは、今すぐきちんと回答できる情報をもち合わせていないケースです。自分の専門で得意分野であればすぐに答えられるものの、離れた領域だと、なんでもパッとすぐには答えられないのが正直なところです（少し時間があれば、きちんと調べて答えます！）。

そして、「自分はその問題についてどの程度の研究がされていて、どこまでわかっていて、どこからわかっていないか大体知っている。自分の現時点の最善の知識に照らせば、確実性の高い回答は残念ながらないと言えそうだ」というケースもあります。医療の進歩により、わかってきたことが増えたのと同時に、それ以上にわからないことも増えてきています。情報をさらに調べても、「これは今わかっていない（ことを確認した）」となります。**新しい情報を常に取り入れている医師は、専門家として「ここまではわかっているが、ここからはよくわかっていない」と、区別して回答するでしょう。**

また、そもそも医師はそれについてよく知っておらず、ほかの専門家のほうがよく知っているからということもあります。患者さんとしては、医師にはなんでも知っていてほしい気持ちがあるのはもっともですが、看護師や薬剤師はじめさまざまな医療専門職、医療制度であればソーシャルワーカー・事務担当者など、それぞれの職種の得意分野がありま す。餅は餅屋ですので、それぞれの専門家にぜひお尋ねください。

今はチーム医療の時代であり、ＳＤＭもチーム医療があって初めてうまくいくものです。あるがん関連の学会でＳＤＭのお話をした際、終了後にある女性から「ＳＤＭはとても大切だと思います。私は看護師です。SDMのために、看護師には何ができるのでしょうか?」と尋ねられました。私には、この質問がとても印象深く、そして自分の話を反省しました。自分は無意識のうちに、患者さんと主治医だけのSDMの話をしていたのかもしれない、と。SDMで患者さんのパートナーとなるのは、決して医師だけではありません。話しやすい医療スタッフを見つけたら、その方々に自分の疑問や悩み、望んでいることをお伝えください。多くの医療スタッフは、その情報を共有して、患者さんのためのSDMにつなげていくことを目指そうとしています。

患者さんと医師が決定の責任をシェアする

どうしたらよいかわからない状況で、患者さんと医療者が共有できるゴール(着地点)を探すことは決して容易ではありません。しかし、コミュニケーションを通じて人間関係が築かれていく過程で、初めは見えていなかった、しかし今はお互いが受け入れられる新しい道を見いだしていくことがSDMです。

実際には、治療の過程では想定していなかったことも起こりえますし、熟慮の末に選んだ方針でも結果がどう出るかはわかりません。EBMの最後のステップ5(168ページ参照)

では、医療者は「本当に患者さんにとってよい結果が得られたか、自分の行った1〜4の各ステップが適切だったか」を振り返ります。

ＳＤＭがよい形で行われたかどうかを評価する指標として、「意思決定に対する後悔の程度」があり、患者さんの「その選択を後悔している」「もしもやり直すとしても、同じ選択をするだろう」などの質問に回答してもらって評価します（出典27）。この回答が患者さんにとってのＥＢＭのステップ5と言えますが、これは治療の結果を振り返るものではなく、これまで医療者と「相談して、協力して、一緒に悩んで決めたこと」を振り返るものです。

どうしてよいかわからないとき（どちらを選んでも、成功と失敗が同じくらいありうる場合）に、「相談して、協力して、一緒に悩んで決めたこと」は、それ自体が大切で意味のあることと言えるでしょう。

ＳＤＭで患者さんと医療者が共有することは、情報、目標、そして最後が責任です。責任とは、少し強い言葉かもしれませんが、相手と一緒に自分が決めて、その結果がよくなかったとしても、相手のせいにしないということです。**ＳＤＭは、難しい状況のなかで、少しでも後悔のない意思決定を行うための人間の知恵でもあります。**

おわりに

本書では健康や医療に関するさまざまな情報と賢く付き合う心得として、疫学《えきがく》──人間を対象とする医学研究のエッセンスを、さまざまな形でお伝えしてきました。

また、情報と付き合う心得の先にあるものとして、EBM（根拠に基づく医療）や意思決定、そしてSDM（共有意思決定）についてお話しさせていただきました。EBMをテーマにした勉強会では、医療者向けでも一般の方向けでも多くの場合、手にしたエビデンス（論文）の落とし穴のチェックが重視されています。それはもちろん大切なことなのですが、こだわりすぎると、**「私」が大事にしたいはずの本当のゴール＝「真のアウトカム」を含んでいないような研究でも、自分にとってよい治療と思ってしまう場合があり、注意が必要です。**

例えば、抗がん薬の効果は本来、患者さんにとって意味のある「真のアウトカム」である生存期間の延長、できればQOL（生活の質）が保たれた状態での生存期間の延長まで証明されていることが望ましいのです。腫瘍《しゅよう》の大きさや血液検査結果だけを調べた研究では、ランダム化比較試験（RCT）で示されていたとしても、「いつもその論文通りの治療を行わなければならない」というほど強いエビデンスとなるわけではありません。それ以上のエビデンスがほかにないのであれば、医療者が一方的にこの治療をする・しないを決定するのではなく、その治療法とほかの選択肢（治療を行わないことも含めて）の「益」と「害」を可能な限り見比べて、患者さんと医療者が協働してSDMのプロセスに進むことが必要になります。

ひと昔前には、RCTのメタ解析なら4つ星、1つのRCTなら3つ星、コホート研究なら2つ星といった具合に、星の数でエビデンスの強さを表していた患者さん向けのEBMの本もありました。レストランの評価などのようにわかりやすいのですが、「星の数が多いほどよい治療」とは言いきれず、まして「私にとって最善の治療」かどうかはわかりません。本書でお話ししてきたことを参考に、慎重に考えていただければと思います。

患者さんにとってEBMがとても役立つのは、「私」を主語にすることで、病気を患ったときに改めて自分のライフスタイルや価値観、これからの人生設計を見つめ直す手がかりを与えてくれるからです。しかし、実はEBMの一連のプロセスは、病気を患ったときに初めて、あるいは病気を患ったときだけ大事になることではなく、普段から意思決定が必要なさまざまな場面で重要なことです。もしかしたらEBMは医療者以上に、患者さんも含め一般の方にとって意味のある知恵であり、スキルなのかもしれません。

ＥＢＭが生まれた１９９１年ごろから、海外では医療者だけでなく、医療の利用者にとっても大きな力になるものと認識され、さまざまな取り組みが進められてきました。日本でも、改めてこのようなＥＢＭの本来の価値や可能性が注目されていくに違いありません。そのような大きな流れを本書が少しでも後押しできることを心から願っています。

最後に、お力添えをいただいた方々に謝辞を申し述べさせていただきます（五十音順）。

京都大学大学院医学研究科社会健康医学系専攻特定助教の後藤禎人先生（産婦人科専門医）、田附興風会医学研究所北野病院健康管理センター副部長の榊原敦子先生（産婦人科専門医）、健康と病いの語りディペックス・ジャパン理事／事務局長の佐藤（佐久間）りか様、京都大学大学院医学研究科社会健康医学系専攻健康情報学分野特定教授の高橋裕子先生（日本禁煙科学会理事長）、静岡社会健康医学大学院大学講師の八田太一先生、京都大学医学部附属病院先端医療研究開発機構臨床研究支援部／消化管外科特定講師の星野伸晃先生（消化器外科専門医・指導医）。

そして本書にかかわってくださったすべての方々とお読みくださった読者の皆さんに、心より感謝申し上げます。どうもありがとうございました。

２０２１年８月吉日　中山健夫

第3章

[14] WHO. "IARC Monographs on the Identification of Carcinogenic Hazards to Humans PREAMBLE". 2019.
https://monographs.iarc.who.int/wp-content/uploads/2019/07/Preamble-2019.pdf

[15] 国立研究開発法人国立がん研究センター社会と健康研究センター予防研究グループ．"科学的根拠に基づくがんリスク評価とがん予防ガイドライン提言に関する研究"
https://epi.ncc.go.jp/can_prev/92/173.html

[16] Haynes RB, et. al. BMJ. 2002;324:1350.

[17] ウォルター・アイザックソン著，井口耕二訳．"スティーブ・ジョブズII（文庫版）". 講談社．2015.

[18] Johnson SB, et al. JAMA Oncol. 2018;4:1375-1381.

[19] Echt DS, et al. N Engl J Med. 1991;324:781-788.

[20] 厚生労働省医薬食品局．"医薬品リスク管理計画指針について". 薬食安発0411第1号・薬食審査発0411第2号．平成24年4月11日付．

[21] 厚生労働省．" 先進医療の概要について ".
https://www.mhlw.go.jp/stf/seisakunitsuite/bunya/kenkou_iryou/iryouhoken/sensiniryo/

[22] Minds 診療ガイドライン作成マニュアル編集委員会．"Minds 診療ガイドライン作成マニュアル 2020 ver.3.0". 2021.
https://minds.jcqhc.or.jp/s/manual_2020_3_0

[23] Lethaby A, et al. Cochrane Database Syst Rev. 2017;11:CD000547.

[24] 日本産科婦人科学会 / 日本産婦人科医会．"CQ215., 妊孕性温存の希望・必要がない場合の子宮筋腫の取り扱いは？―子宮鏡下や腟式の筋腫摘出術だけで対応できる症例を除く―". 産婦人科診療ガイドライン―婦人科外来編 2020.
https://minds.jcqhc.or.jp/docs/gl_pdf/G0001188/4/gynecologic_disease.pdf

[25] 日本乳癌学会．"CQ3. BRCA1 あるいは BRCA2 遺伝子変異をもつ女性にリスク低減乳房切除術は勧められるか？". 乳癌診療ガイドライン 2018 年版．
https://jbcs.xsrv.jp/guidline/2018/index/ekigakuyobo/cq3/

[26] 日本認定遺伝カウンセラー協会．" 遺伝カウンセリングとは ".
http://plaza.umin.ac.jp/~cgc/public/counseling.html

[27] Tanno K, et al. J Nurs Meas. 2016;24:E44-54.

【出典一覧】

はじめに

［1］ WHO 神戸センター ." 世界規模のパンデミックにおける情報発信：WHO の経験から ". 2020-09-08.
https://extranet.who.int/kobe_centre/ja/news/UNU

［2］ World Health Organization."An ad hoc WHO technical consultation managing the COVID-19 infodemic: call for action". 7-8 April 2020.
https://apps.who.int/iris/rest/bitstreams/1302999/retrieve

プロローグ

［3］ 厚生労働省 ." 「健康食品」 のホームページ ".
https://www.mhlw.go.jp/stf/seisakunitsuite/bunya/kenkou_iryou/shokuhin/hokenkinou/index.html

［4］ Nutbeam D. Health Promot Int. 1998; 13: 349-364.

［5］ Sørensen K, et. al. BMC Public Health. 2012;12:80.

第1章

［6］ Uchiyama S, et al. Chem Res Toxicol. 2018;31:585-593.

［7］ Barnes DE, et al. JAMA. 1998;279:1566-1570.

［8］ Hamdy FC, et al. N Engl J Med. 2016;375:1415-1424.

第2章

［9］ Shin Natori." 医療や健康に関連する検索結果の改善について ".Google ウェブマスター向け公式ブログ .2017-12-06.
https://webmaster-ja.googleblog.com/2017/12/for-more-reliable-health-search.html

［10］ Google."General Guidelines". 2020-10-14.
https://static.googleusercontent.com/media/guidelines.raterhub.com/ja//searchqualityevaluatorguidelines.pdf

［11］ Vosoughi S, et al. Science. 2018;359:1146-1151.

［12］ Philip Ball," フェイクニュースは速く広く伝わる ". 三枝小夜子訳 .Nature ダイジェスト , Vol.15, No.5. Nature Japan. 2018-03-08.
https://www.natureasia.com/ja-jp/ndigest/v15/n5/ フェイクニュースは速く広く伝わる /92004

［13］ NHK. " 血液中の酸素濃度測定機器「一般家庭の購入控えて」新型コロナ ". NHK ニュース . 2020-05-02.
https://www3.nhk.or.jp/news/html/20200502/k10012414901000.html

【著者】
中山 健夫（なかやま・たけお）
京都大学大学院医学研究科 社会健康医学系専攻 健康情報学分野 教授
1987年東京医科歯科大学医学部卒。国立がんセンター研究所がん情報研究部室長などを経て2006年より現職。2016～19年同専攻長・医学研究科副研究科長。同専攻ベストティーチャー賞・ベストコースワーク賞など受賞。社会医学系専門医協会社会医学系専門医・指導医、日本疫学会上級疫学専門家・学会功労賞（2021年）。経済産業省・厚生労働省予防・健康づくりの大規模実証に関する有識者会議座長、厚生労働省e-ヘルスネット情報評価委員会座長、日本医療研究開発機構（AMED）認知症事業プログラムオフィサー、日本医学会連合診療ガイドライン検討委員・日本医学雑誌編集者会議委員、日本医療機能評価機構Minds運営委員長などを務める。

健康情報は８割疑え！
京大医学部のヘルスリテラシー教室

令和3年9月28日　第１刷発行

著　者　中山健夫
発行者　東島俊一
発行所　株式会社 法 研
〒104-8104　東京都中央区銀座1－10－1
電話03(3562)3611(代表)
https://www.sociohealth.co.jp
編集・制作　株式会社 研友企画出版
〒104-0061　東京都中央区銀座1－9－19 法研銀座ビル
電話03(5159)3722(出版企画部)
印刷・製本　研友社印刷株式会社
0117

ISBN 978-4-86513-816-0　C0077　定価はカバーに表示してあります。